Ghalia **KHELLAF**
Mourad **LAHMAR**
Soumia **MISSOUM**

FEBRE MEDITERRÂNEA FAMILIAR

Ghalia KHELLAF
Mourad LAHMAR
Soumia MISSOUM

FEBRE MEDITERRÂNEA FAMILIAR

ScienciaScripts

Imprint

Any brand names and product names mentioned in this book are subject to trademark, brand or patent protection and are trademarks or registered trademarks of their respective holders. The use of brand names, product names, common names, trade names, product descriptions etc. even without a particular marking in this work is in no way to be construed to mean that such names may be regarded as unrestricted in respect of trademark and brand protection legislation and could thus be used by anyone.

Cover image: www.ingimage.com

This book is a translation from the original published under ISBN 978-613-8-44204-2.

Publisher:
Sciencia Scripts
is a trademark of
Dodo Books Indian Ocean Ltd., member of the OmniScriptum S.R.L Publishing group
str. A.Russo 15, of. 61, Chisinau-2068, Republic of Moldova Europe
Printed at: see last page
ISBN: 978-620-4-07012-4

FEBRE FAMILIAR MEDITERRÂNEA

Ghalia KHELLAF, Mourad LAHMAR, Soumia MISSOUM

TABELA DE CONTEÚDOS

PREÂMBULO

A professora Khellaf Ghalia é professora associada em Nefrologia, na CHU Babel oued atualmente, defendeu sua tese em ciências médicas sobre o tema: AA amilose renal secundária à FMF. Ela acompanha mais de 50 pacientes com esta doença na sua consulta especializada de Nefrologia.

Quando o meu mestre Benabadji Mohamed, chefe do Departamento de Nefrologia do CHU Béni Messous, me pediu para me interessar pela amiloidose renal, durante um estudo epidemiológico realizado ao nível do Departamento de Nefrologia do CHU Béni Messous em 2011, de aproximadamente 300 pacientes, 23% não tinham etiologia conhecida, Uma revisão dos processos de alguns destes doentes levou a um diagnóstico de febre mediterrânea familiar (FMF), uma doença que se diz ser rara ou inexistente no nosso país. Esta doença foi descoberta através da sua complicação renal (amiloidose AA). A FMF é uma doença hereditária com um início pediátrico e uma sintomatologia sistémica e crónica, a vagueação diagnóstica destes pacientes entre vários especialistas foi claramente encontrada nos nossos pacientes. A Argélia é um país mediterrânico e um país onde a consanguinidade é muito difundida, atingindo 38% em algumas regiões. Este manual é uma revisão de bibliografia recente com alguns casos clínicos reais ilustrados e destina-se a: médicos externos, estagiários, médicos de clínica geral e até especialistas (pediatras, médicos internos, cirurgiões, etc.) e tem como objectivo dar a conhecer esta doença à profissão médica e paramédica. Em conclusão, gostaria de dedicar este livro a todos os meus colegas, residentes e doutorandos que trabalham com pacientes com doenças crónicas. Aos meus colegas que trabalham em todo o mundo e que estão envolvidos no fascinante campo das doenças auto-inflamatórias, incluindo a FMF.

TABELA DE CONTEÚDOS

TABELA DE FIGURAS

1 ANTECEDENTES :

Várias descrições da síndrome da febre periódica têm sido encontradas na literatura desde a antiguidade. Galen, o médico grego do século II, descreveu as febres cíclicas, atribuindo-as às diferentes fases da lua [1].

William Heberden em seu livro "Commentaries on the History and Cure of Diseases", de 1802, falou de uma entidade clínica com a ocorrência de ataques periódicos de febre e dor abdominal, às vezes associados a dores no peito e nas articulações, que ocorrem por alguns dias, e se repetem por anos, em intervalos notavelmente curtos e regulares [2].

Contudo, é difícil saber se estas descrições se referem à FMF ou a outras síndromes de febre recorrente hereditária. No início do século XX, publicações de casos esporádicos foram relatadas sob vários nomes, cuja descrição se assemelha à forma típica de doença da FMF.

Em 1908, Janeway e Mosenthal relataram o caso de uma jovem que apresentava episódios recorrentes de febre e dor abdominal como uma síndrome paroxística incomum [3].

Em 1930, Alt e Barker publicaram uma observação de um jovem com febre, dor abdominal e dores nas articulações sob o nome de febre de origem desconhecida [4].

Em 1937, Althausen notou a natureza familiar da doença, e o envolvimento renal na forma de albuminúria transitória [5].

A primeira série de 10 casos foi relatada em 1945 por Siegal, um alergologista de origem judaica com a doença, como peritonite paroxística [6].

Em 1948, em Beirute, Reimann introduziu o termo "doença periódica", que cobre um grupo heterogêneo de distúrbios cíclicos [7].

Em 1951, em Paris, Cattan e Mamou descreveram a clínica da doença e notaram a sua associação com a nefropatia [8].

Em 1955, Mamou demonstrou a natureza amilóide da nefropatia [9].

Em 1958, tendo em conta a preponderância da doença na região mediterrânica, Heller deu-lhe o seu nome actual de "febre mediterrânica familiar", e sublinhou a sua natureza hereditária [10].

Em 1968, o primeiro transplante renal foi realizado em um paciente com FMF complicada por amiloidose renal [11].

Em 1972, Goldfinger relatou no New England Journal of Medicine sobre a eficácia do tratamento com colchicina na prevenção de ataques em cinco pacientes [12].

Esta hipótese foi confirmada dois anos mais tarde, em ensaios aleatórios [13].

Em 1984, foi proposto um teste de provocação de metaraminol. A injeção intravenosa de 10 mg de metaraminol (Aramina®) induz um ataque doloroso atenuado em 48 horas [14]. Este teste foi posteriormente abandonado devido à falta de dados de segurança.

Em 1986, foi publicado o primeiro trabalho sobre a eficácia da colquicina na prevenção da amiloidose renal secundária na FMF [15].

Em 1992, o gene responsável pela FMF, denominado MEFV for Mediterranean FeVer, estava localizado no braço curto do cromossomo 16 [16].

Em 1997, o gene foi clonado por dois consórcios em paralelo, permitindo um diagnóstico genético da doença. O gene codifica uma proteína chamada "marenostrin" pelo consórcio francês (do latim mare nostrum: Mar Mediterrâneo) [17], e "pyrin" pelo consórcio americano (o nome grego para febre) [1].

Desde 2000, a história da FMF tem sido marcada pela descoberta de novas mutações causadoras de doenças, o alargamento do espectro clínico da doença e a descrição de novas associações de doenças.

Em 2007, a elucidação da consequência molecular das mutações na pirina codificadora de MEFV, que resulta em elevada secreção de IL-1B [18], levou à proposta do tratamento Anakinra para pacientes resistentes ao tratamento de referência, a colchicina [19].

2 EPIDEMIOLOGIA

1. Populações mediterrânicas :

A prevalência da doença está entre 1:250 e 1:2000 entre os judeus sefarditas [20] . Depois dos judeus sefarditas, os armênios e os árabes orientais são os mais freqüentemente afetados. A freqüência na população geral de heterozigotos portadores de uma mutação do gene responsável pela FMF chamada MEFV é maior que 1/10, e 1/7 nos armênios [21] . Esta alta prevalência explica a transmissão pseudo-dominante comumente observada nas populações. A alta prevalência da heterozigosidade poderia ter conferido uma vantagem seletiva a estes indivíduos contra certos germes letais nos tempos bíblicos e mesmo mais tarde até os antibióticos, como no caso da proteção contra a malária no traço falciforme (portadora de uma única mutação falciforme [22]. Recentemente, foi realizado um estudo para investigar a prevalência de mutações no gene responsável pela FMF, chamado MEFV, em pacientes Maghrebi com a doença, onde foram investigadas mutações em 209 pacientes árabes não relacionados geneticamente do Maghreb com diagnóstico clínico de FMF [23]. A FMF é a principal causa de febre periódica no Magrebe. Os autores estimaram que a freqüência de indivíduos heterozigotos portadores da mutação na população normal é em torno de 1%, o que é significativamente menor do que em outras populações em risco [24]. Entretanto, na Argélia, a freqüência de portadores foi estimada em 1/5 entre 300 doadores voluntários selecionados aleatoriamente da população geral Ait-Idir et al., 2011 [25].

2. Populações não-mediterrânicas :

A FMF também pode ser encontrada em todo o mundo, principalmente em outros grupos mediterrâneos, como italianos, espanhóis e gregos, mas também já foram descritos pacientes da Inglaterra, Índia, China, Afeganistão, Hungria e Japão [26,27]. A FMF afecta ambos os sexos. Entretanto, alguns estudos sugerem uma baixa penetração nas mulheres, enquanto os homens parecem ser mais afetados, numa proporção aproximada de 3:2 [27]. Todos os dados epidemiológicos publicados sobre a febre aftosa nas diferentes populações resumidos na Tabela I

Tabela I: Dados epidemiológicos sobre prevalência, frequência de heterozigotos e mutações mais frequentes da Febre Aftosa em diferentes populações

Grupo étnico/ País	Prevalência	Frequência de heterozigotos	Mutações mais frequentes	Referências
Marrocos	ND	1%	M694V M694I	[23,27]
Argélia	ND	1/5	M694I M694V	[28,29]
Tunísia	ND	1%	M680I M694V	[30]
Jordânia	ND	ND	M694V E148Q	[31]
Síria	ND	ND	M694V V726A	[32]
			E148Q V726A	[33]
Líbano	ND	ND	M694V	[34]
			E148Q	.
	ND	ND	V726A M694V	[35] .
Egipto**	ND	ND	M694I E148Q	[36] .
	ND	ND	M694I V726A	[37] .
O Druze	ND	ND	E148Q	[38] .
Itália	ND	ND	M694V E148Q	[39] .
França	1/5 000	ND	E148Q	[40,41]
			M694I- M694V	.
Espanha	ND	ND	M694V E148Q	[41] .
Grécia	ND	0,70%	M694V	[42]
			M680I	.
Chipre	ND	ND	V726A M694V	[43]
Geórgia	ND	15,30%	E148Q	[44]

			M680I	
Europa Central e	ND	9.3%	M694V K695R	[45]
Japão	ND	0,26 <0,001 0,039	E148Q M694I L110P	[46]
Coreia do Sul	ND	ND	L110P/E148Q	[47]
Armênia	1/500	1/5	M694V	[48,49]
judeus sefarditas	entre 1/250 e 1/1000	1/5	M694V	[50,51,52]

A penetração da FMF parece ser reduzida nos judeus Ashkenazi, apesar da alta frequência de heterozigotos [53].

três universidades publicaram resultados diferentes. Isto pode ser explicado pela heterogeneidade da população egípcia, influenciada desde a antiguidade por várias civilizações [54].

*** apenas um caso foi publicado na Coreia do Sul, um homem de 35 anos, em que foi encontrada uma dupla mutação L110P e E148Q [47].

A patogenicidade de algumas das variações de sequência observadas no gene MEFV ainda está em discussão. O E148Q é considerado o menos penetrante. Está correlacionado com um fenótipo leve, 55% dos homozigotos para esta mutação são assintomáticos e não apresentam risco de amiloidose renal [41]. Entretanto, pode ser patológico quando associado a outra mutação em um heterozigoto composto. É encontrada na maioria dos alelos complexos identificados, sugerindo o envolvimento de outros fatores genéticos ou ambientais na expressão fenotípica da FMF [41].

3 CLÍNICA

3.1 Ataque inflamatório agudo

3.1.1 Manifestações clínicas :

3.1.1.1 A fase prodrómica:

Quase 50% dos pacientes reconhecem sintomas prodrómicos antes do ataque: astenia, dor de cabeça, irritabilidade, dor abdominal, alteração do apetite. A presença de sintomas pródromos normalmente indica o início de um ataque de febre aftosa em 24 horas. Os factores contribuidores são, por vezes, o stress, fadiga, actividade física invulgar, viagens, exame paraclínico invasivo, falta de sono, frio, menstruação ou infecção intercorrente [55]. Distinguir (como fez Karadag) entre gatilhos para ataques de serotonina e gatilhos para ataques músculo-esqueléticos.

3.1.1.2 Febre :

A febre é o sintoma cardinal da doença, e essencial para o seu diagnóstico. A temperatura sobe repentina e rapidamente até 39-40°C, dura em média 1 a 3 dias e depois diminui gradualmente em poucas horas. Em casos de envolvimento articular associado ou mialgia febril prolongada, a febre pode persistir por mais de 3 dias, bem como em casos de possível associação com vasculite, particularmente doença de Behçet ou púrpura reumatóide [56]. Em crianças pequenas, a febre pode ser a única manifestação da FMF. É quando se repete, e quando não há evidência de uma infecção ou outra etiologia, que se faz o diagnóstico da doença. [56].

3.1.1.3 Dores abdominais :

Resultam da inflamação do peritônio e, juntamente com a febre, são os sinais cardinais da FMF, observados em mais de 90% dos pacientes. O quadro abdominal é inaugural em metade dos casos, resultando em uma síndrome abdominal aguda que consiste em dor inicialmente localizada, mas que se espalha rapidamente para todo o abdômen, acompanhada de sinais digestivos como náuseas, vômitos, anorexia e prisão de ventre, ou diarréia em 10 a 20% dos casos [57]. O exame clínico mostra distensão abdominal, sensibilidade ou mesmo contractura à palpação e diminuição dos sons aguados. Em alguns casos, a presença de hematúria pode distorcer o diagnóstico [57]. Este quadro muito impressionante, especialmente quando é inaugural, pode levar a intervenções cirúrgicas desnecessárias (especialmente apendicectomias). A taxa de apendicectomias é alta nestes pacientes periódicos: 50% em 1964, mas parece diminuir com um melhor reconhecimento da doença: 15% em uma série de Marselha em 2000. Quando uma laparotomia é realizada durante uma crise, ela mostra uma congestão peritoneal com derrame de líquido estéril nublado contendo fibrina e leucócitos [58]. No entanto, tal como a febre, este quadro regride espontaneamente em 24 a 48 horas e repete-se durante um ataque subsequente. Em algumas formas atípicas, pode existir um quadro de dor pélvica ou de simples desconforto abdominal. Em algumas formas atípicas, pode haver dor pélvica ou desconforto abdominal simples. 5% dos pacientes com FMF têm associada colonopatia funcional, que pode se manifestar como dor abdominal não relacionada a ataques da doença [58]. Em outras situações onde não se pode descartar uma emergência cirúrgica, a utilidade de imagens adicionais é debatida. A ultra-sonografia abdominal, um exame simples e não-irradiante, infelizmente carece de especificidade neste contexto. Para alguns, o scanner abdominal pode ser útil, pois permite verificar a normalidade do apêndice e a ausência de obstrução intestinal. Pode apresentar outros sinais sugestivos de uma crise de FMF em vez de uma emergência cirúrgica em um sujeito saudável, como um pequeno derrame peritoneal (70%), adenopatia mesentérica (45%) e esplenomegalia (20%) [56].

3.1.1.4 Manifestações conjuntas:

Artrite e artralgia estão presentes em 40-70% dos casos de FMF, dependendo da série de estudo. Elas podem ser a única manifestação da doença em 10% dos casos, ou podem preceder as outras manifestações por vários anos em crianças [59]. Por vezes ocorrem após um esforço ou por ocasião de um pequeno trauma. O envolvimento articular é mais frequentemente manifestado pela monoartrite ou oligartrose nas grandes articulações do membro inferior: joelho, tornozelo ou quadril. Outros locais podem ser afetados: os pulsos, o ombro, a articulação temporomandibular, a articulação esternoclavicular ou os dedos, em um envolvimento poliarticular. A sua evolução é mais prolongada. A artrite instala-se de repente e atinge o seu pico em 24 a 48 horas. É acompanhado por uma febre alta, e regressa no espaço de uma semana, normalmente sem deixar sequelas. A febre diminui antes que os sinais articulares regridam. O exame da articulação afetada revela sinais inflamatórios locais e impotência funcional. Uma pseudo erisipela pode estar presente em 40% dos casos [59]. A punção do fluido articular produz um fluido inflamatório e estéril, rico em neutrófilos. Aproximadamente 5% dos casos apresentam uma forma crônica que dura várias semanas nos joelhos ou quadris. Nestes casos, pode surgir uma artropatia crónica destrutiva, especialmente no quadril, e o prognóstico funcional da articulação pode estar comprometido. O aspecto radiológico é o da coxite. Um estudo mostrou que aproximadamente 30% dos pacientes com esta forma de artropatia crônica do quadril foram submetidos a tratamento cirúrgico, em particular a artroplastia de quadril [60,61]. O envolvimento axial das articulações sacroilíacas associadas à FMF tem sido descrito em várias publicações. Sacroiliitis é característica das espondiloartropatias (SPA). A associação de FMF com SPA foi relatada em um estudo, no qual a prevalência de SPA foi estimada em 0,4%, em cerca de 3000 pacientes com FMF [62].

3.1.1.5 Myalgias :

Cerca de 20% dos pacientes presentes com mialgia durante a FMF, de diferentes tipos:
mialgias ocorridas durante ataques agudos de FMF, acompanhadas de febre e dor abdominal, regridem com a regressão do ataque [63]
Mialgias espontâneas, que regridem espontaneamente após algumas horas. Geralmente, eles afetam os bezerros, que são aumentados, tensos, quentes e dolorosos ao exame clínico. As enzimas musculares são normais, o LDH por vezes está ligeiramente elevado. As imagens e biópsia muscular são normais [64].
A mialgia que ocorre após o exercício físico, geralmente à noite, afeta o membro inferior e dura de 2 a 3 dias [65].
mialgia ou miopatia relacionada com a toxicidade da colchicina. O risco de ocorrência aumenta em caso de insuficiência renal. As enzimas musculares estão elevadas e há alterações no eletromiograma (EMG) [66].
Mialgia febril prolongada: esta é excepcional (1-3%), mas ao contrário dos outros tipos, a dor muscular é mais intensa e prolongada, durando até 6 semanas e alterando a qualidade de vida do paciente. É acompanhada de febre em 70% dos casos, e muitas vezes está localizada no membro inferior; as enzimas musculares são normais, assim como o EMG [67].
As publicações sugerem que a mialgia febril prolongada é mais comum em casos de mutação de M694V [68].

Outros autores observaram a elevação da ASLO em pacientes com essas mialgias e sugeriram o envolvimento da infecção estreptocócica no aparecimento da doença [69]. Alguns casos apresentam erupções cutâneas associadas à hiperglobulinemia, e uma reação auto-imune pode estar envolvida na patogênese de mialgias febris prolongadas; a presença de deposição de IgA na biópsia reforça essa hipótese [70]. Este tipo de mialgia é resistente à colchicina e responde à terapia com corticosteróides. Em estudo publicado em 2015, Meilinger et al. relataram uma síndrome de mialgias faciais recorrentes em 9 casos com mutação heterozigótica do MEFV, tratados com colchicina [71].

3.1.1.6 Envolvimento pleural :

Presente em 45% dos pacientes com FMF, muito raramente pode ser a única manifestação da doença [72]. Manifesta-se por pleurisia unilateral aguda, que ocorre durante ataques associados a febre e dor abdominal, e regride completamente dentro de 24 a 48 horas. Manifesta-se como dor baso-torácica unilateral, irradiando para o ombro, e exacerbada pela respiração, responsável pela dispneia. Na auscultação, nota-se uma diminuição do murmúrio vesicular. A radiografia do tórax às vezes mostra uma efusão pleural ou uma faixa de atelectasia. A punção pleural produz um fluido semelhante ao exsudado, semelhante aos fluidos peritoneal e sinovial.

3.1.1.7 Envolvimento pericárdico :

É menos comum (0,7%), podendo excepcionalmente ser isolada [73]. A pericardite ocorre geralmente durante o curso da doença após vários anos, em pacientes com má resposta à colchicina. Parece estar associado a um aumento do risco de desenvolvimento de amiloidose. A doença é benigna e se recupera sem sequelas [74]. Envolvimento cutâneo: O sinal cutâneo mais comum e patognomônico da FMF é a pseudo-erysipela. É uma mancha eritematosa, dolorosa, quente, com limites claros, na maioria das vezes localizada no membro inferior: perna, joelho, tornozelo ou lado dorsal do pé. É agravado pelo caminhar e pela permanência prolongada. A lesão tem tamanho de 10-35 cm, geralmente dura 1-3 dias, e geralmente acompanha febre e envolvimento articular [75]. Estudo histológico da lesão encontra edema dérmico e infiltrado inflamatório perivascular de linfócitos e neutrófilos. A imunofluorescência direta mostra depósitos de C3 na parede dos pequenos vasos do plexo vascular superficial. Em alguns casos, o fibrinogênio e a IgM também têm sido observados[76] Em associação à FMF com alguns vasculites sistêmicos, várias lesões cutâneas podem ser observadas, mas não são específicas da FMF: lesões urticárias, nódulos subcutâneos, paniculite, síndrome de Reynaud, afótese oral-genital, edema angioneurotico, púrpura reumatóide[76].

3.1.1.8 Deficiência neurológica :

Poucas publicações de meningite asséptica recorrente têm sido relatadas, tendo sido efetivamente prevenidas pela colchicina. Alguns autores consideram a meningite asséptica como uma manifestação incomum da doença [77,78].
Em uma revisão da literatura publicada em 2013, Capron J et al. encontraram evidências insuficientes para estabelecer uma ligação causal entre FMF e meningite asséptica recorrente [79] Outras manifestações neurológicas têm sido observadas em indivíduos com FMF. Uma possível associação de FMF com esclerose múltipla, síndrome de encefalopatia reversível posterior e outras doenças desmielinizantes tem sido sugerida, mas permanece muito rara [80] Em 2013, Luger S et al. apresentaram a observação de um paciente jovem com FMF associada a vasculite, que apresentou um acidente vascular cerebral durante um ataque agudo da doença [81].

3.1.1.9 Manifestações oculares :

Eles não são comuns no FMF. Poucas observações têm descrito conjuntivite, episclerite e uveíte anterior ou total por ocasião de ataques. Regredem sob tratamento com colchicina e corticosteróides, mas podem ser complicados por glaucoma ou catarata, e requerem cirurgia. Uma possível associação com uma

vasculite como Behçet, durante estas manifestações é por vezes relatada [82,83].
Um caso isolado tem sido relatado com um episódio de diminuição da acuidade
visual, associado a papiledema e hemorragia intraretinal secundária à oclusão da
veia retiniana central [84].
A toxicidade ocular secundária ao tratamento com colchicina também tem sido
relatada em pacientes com FMF [85].

3.1.1.10   Nefropatia não amilóide :

Cerca de 22% dos pacientes com FMF têm nefropatias não amilóides. Incluem
hematúria, proteinúria, pielonefrite aguda recorrente, nefropatia intersticial,
glomerulonefrite aguda com depósitos mesangianos de IgA ou IgM, e
glomerulonefrite rapidamente progressiva. A associação com vasculite também
pode estar envolvida.
A má adesão ao tratamento causa este tipo de nefropatia. [86,87,88]

3.1.1.11   Vaginalite aguda :

Foram relatadas algumas observações de orquite durante um ataque de FMF,
particularmente em crianças e pacientes jovens, isolados ou associados a um
quadro abdominal. Corresponde à inflamação da túnica vaginal, derivada do
peritônio que envolve os testículos, e se manifesta como dor escrotal unilateral,
geralmente com sinais inflamatórios locais de vermelhidão, calor e edema. Ela
evolui espontaneamente e regride em 48-72 horas, e é excepcionalmente
acompanhada de complicações [89].

3.1.1.12   Periodontite :

Vários estudos têm sido feitos para determinar a prevalência da doença
periodontal em pacientes com FMF. A periodontite é significativamente mais
comum em pacientes com FMF complicada por amiloidose renal (80,6%), em
comparação com o grupo controle saudável (20%), e pacientes com FMF sem
envolvimento renal (38%). Pode ser severo ou moderado. Uma provável relação
entre periodontite e amiloidose renal foi estabelecida [90].
Cengiz MI et al. sugerem que o tratamento periodontal pode prevenir ou retardar
o início da amiloidose [91]. A inflamação gengival está correlacionada com
citoquinas inflamatórias séricas elevadas. Em um estudo publicado em 2016,
Bostanci V et al. mostram que o tratamento periodontal reduz significativamente
os níveis de IL-1B e IL-1ra no fluido crevicular gengival. O estudo sugere que a
colchicina também tem um efeito protetor sobre os níveis de citocinas no fluido
crevicular gengival [92].

3.1.1.13 Ascite Aguda :

É uma manifestação rara, que tem sido relatada em algumas poucas publicações como relatos de casos. Regressa após o tratamento com colchicina. A FMF é um diagnóstico diferencial da ascite crônica em populações com alta prevalência da doença [93,94].

3.1.1.14 Splenomegalia :

É observada em 10% a 60% dos casos, dependendo da série de casos estudados[56] . A esplenomegalia é secundária à síndrome inflamatória na FMF, e mais raramente ao acúmulo de depósitos amilóides[58] .

3.1.1.15 Hepatomegalia :

É menos comum que a esplenomegalia. Pode estar relacionada com esteato-hepatite não alcoólica (NASH), que está associada à presença de citocinas pró-activas.

A presença de cirrose criptogênica, provavelmente relacionada à HAS mal reconhecida, é relatada em pacientes com FMF [94,95]. A cirrose criptogenética, provavelmente relacionada à HAS mal reconhecida, tem sido relatada em pacientes com FMF [94,95].

3.1.1.16 Adenopatias (ADP):

Em alguns casos, são observados PDAs periféricos, secundários à inflamação. Também foram relatados PDAs mesentéricos durante laparotomias. A biópsia dos gânglios linfóides mostra hiperplasia linfóide não específica [96].

3.1.1.17 Manifestações psíquicas :

A FMF tem um impacto psicológico significativo nos pacientes. A depressão e a ansiedade têm sido avaliadas em alguns estudos. Os pacientes têm pontuações mais altas na escala de depressão e ansiedade em comparação com indivíduos saudáveis. A depressão está correlacionada com a gravidade da doença e a freqüência dos ataques recorrentes [97,98].

3.1.1.18 FMF e os dois fenótipos

A latência mediana entre o início da inflamação e a ocorrência de amiloidose sistêmica com envolvimento renal é de cerca de 17 anos, mas alguns pacientes a desenvolvem em menos de 12 meses e outros após várias décadas - a idade mediana ao diagnóstico é de 50 anos [99]. A amiloidose sistêmica pode ser assintomática, mas o envolvimento renal é descrito em 95% dos pacientes [99]. Nem todos os pacientes com FMF desenvolvem amiloidose secundária. Tem sido observado que a sua prevalência varia entre os grupos étnicos. Algumas publicações têm focado na identificação de fatores que podem promover o desenvolvimento da nefropatia amilóide na FMF [99]. Tipos de FMF:Classicamente, dois tipos de FMF são distinguidos:- FMF tipo 1: Este é o fenótipo clássico da FMF, caracterizado por ataques agudos e recorrentes de febre associada a dores abdominais, torácicas e articulares, e algumas vezes envolvimento cutâneo. Os ataques são de curta duração e de ocorrência variável, dependendo da gravidade da doença. A evolução é caracterizada pela ocorrência de amiloidose renal, a principal complicação da doença [99]. FMF tipo 2: Representa um fenótipo raro, no qual a amiloidose renal é a primeira e única manifestação. O paciente está assintomático antes de sua ocorrência [99].

3.1.2 Diagnóstico clínico da FMF :

O diagnóstico da FMF baseia-se num conjunto de argumentos clínicos apoiados por elementos anamnésticos: a natureza repetitiva dos ataques, a história familiar e a associação com os sintomas acima mencionados na ausência de qualquer outra causa óbvia, irá sugerir, num contexto epidemiológico compatível, o diagnóstico da FMF. Os estudos definiram um conjunto de critérios clínicos para o diagnóstico da doença, dos quais os de Tel Hashomer, Livneh e Yalcinkaya são os mais amplamente utilizados.

3.1.2.1 Os critérios do Tel Hashomer [99].

Tabela II: Critérios Tel Hashomer

Principais critérios	Critérios menores
- Episódios febril com peritonite, artrite ou pleurisia.	- Episódi febril isola
- Amiloidosede tipo Associado identificado.	- Pseudo erysipelas.
- Respostafavorável a um tratamento colchicina contínua.	- FMF em um parente de primeiro grau.

Um diagnóstico positivo da FMF é feito quando existem: 2 critérios principais, ou 1 critério principal e 2 critérios menores.
O diagnóstico da provável FMF: 1 critério maior e 1 critério menor.

3.1.2.2 O critério Livneh [99] Tabela III: O critério Livneh.

Principais critérios	Critérios menores
Ataques recorrentes	Acesso incompleto em um ou
- peritonite	locai
- pleurisia (unilateral) ou pericardite.	- Tórax.
	- Articulação.
- Monoartrite (anca, joelho, tornozelo).	- Dor nos membros inferiores durante o exercício. Resposta positiva ao tratamento
- Febre isolada.	- por colchicina.
- acesso abdominal	

Diagnóstico positivo da FMF: 1 critério maior ou pelo menos 2 critérios menores. Os ataques típicos são recorrentes (pelo menos 3), com febre de 2' 38°C, e de curta duração de 12-72h. Os ataques incompletos são recorrentes, mas diferem das formas típicas por 1 ou 2 dos seguintes critérios:
- temperatura < 38°C.

- a duração das apreensões é menor ou maior, mas não inferior a 6 horas e não superior a uma semana.
- ausência de sinais de peritonite durante os ataques abdominais.

convulsões abdominais localizadas.

Outros locais de artrite, não envolvendo o quadril, joelho ou tornozelo.

3.1.2.3 Os critérios pediátricos Yalcinkaya [100] Tabela IV: Os critérios pediátricos Yalcinkaya.

Critérios :

Febre > 38°C com duração de 6 a 72 horas com pelo menos 3 episódios febris.
Dor abdominal com duração de 6-72 horas, com pelo menos 3 episódios dolorosos.
Dor no peito com duração de 6-72 horas, com pelo menos 3 episódios dolorosos.
Artrite com duração de 6 a 72 horas com pelo menos 3 episódios, oligo-artrose.
História familiar da FMF.

Não há critérios maiores ou menores nos critérios Yalcinkaya e a presença de pelo menos dois critérios levará a um diagnóstico de FMF com uma especificidade de 93,6% e uma sensibilidade de 86,5% [100]. O estudo de coorte internacional de Demirkaya et al., que teve como objetivo avaliar o desempenho destes critérios no diagnóstico da FMF em crianças, mostrou que a sensibilidade dos critérios de Yalcinkaya é de 87,4% com uma especificidade de 40,7%. Os critérios de Tel Hashomer e Livneh têm uma sensibilidade de 45% e 77,3% respectivamente. Para adultos ambos têm uma especificidade melhor do que os critérios Yalcinkaya: 97,2% e 41,1%. Estes critérios foram validados para o diagnóstico da FMF tanto em populações em risco como em populações de origem europeia [101].

3.1.3 Sinais biológicos :

Não existem testes biológicos específicos para a FMF. Durante os ataques, é observada uma síndrome inflamatória não específica.
Proteínas da fase aguda da inflamação aumentam: CRP, fibrinogênio, proteína SAA. A VS está acima de 20 mm/h. A albumina não é alterada, o que é atribuído à curta duração do ataque [102].
Há uma hiperleucocitose moderada com neutrófilos. No entanto, observações raras têm relatado leucopenia e neutropenia [103].
Geralmente a contagem de plaquetas é normal, e a anemia microcítica pode estar

presente como secundária à inflamação crônica.

Algumas publicações relataram um ligeiro aumento nos níveis de bilirrubina durante os ataques de FMF. Os níveis de transaminase não são anormais [104], e a proteinúria e a hematúria transitórias estão por vezes presentes. A proteinúria deve ser considerada uma complicação da FMF, amiloidose secundária [104]. As mudanças biológicas tendem a regredir espontaneamente. Contudo, em alguns casos, a inflamação subaguda persiste [104]. Um aumento na proteína SAA na fase intercrítica é relatado em 30% dos casos. Está ligado ao aumento do risco de amiloidose secundária, daí o interesse em medi-la. Contudo, não é específica da doença [105]. A FMF é uma das doenças auto-inflamatórias que se distinguem das doenças auto-imunes pela ausência de auto-anticorpos [105].

Além disso, Karatay S et al. descobriram que os níveis séricos de homocisteína foram elevados durante os ataques da doença. A homocisteína está ligada à aterogênese e ao risco cardiovascular [106].

A deficiência de vitamina D também tem sido relatada em crianças com FMF[107].

4 COMPLICAÇÕES CRÓNICAS (EXCLUINDO AMILOIDOSE)

4.1 cardio-vascular :

A aterosclerose é observada em várias doenças reumáticas inflamatórias[108] A inflamação está envolvida na aterogênese e no aumento do risco cardiovascular. Existem publicações recentes sobre aterosclerose em pacientes com FMF. Marcadores biológicos de lesão celular endotelial foram encontrados durante e entre os episódios da doença [109] . Além disso, os dados de ultra-som demonstraram comprometimento da função endotelial [110]. A disfunção endotelial é o processo inicial na patogénese da aterosclerose. Em um estudo de Langevitz et al., a mortalidade cardiovascular em pacientes com FMF sob tratamento regular com colchicina foi significativamente menor do que em indivíduos controle com outras doenças inflamatórias. A colchicina parece ter um efeito protector [111].

4.2 FMF e a fertilidade

Alguns casos de infertilidade já foram descritos. Nos homens, a azoospermia em relação à amiloidose testicular tem sido relatada [112].
A potencial toxicidade da colchicina na função gonadal também tem sido incriminada por vários autores [113]. Nas mulheres, podem estar envolvidas aderências pélvicas e anormalidades tubárias secundárias ao envolvimento peritoneal recorrente, especialmente naquelas que não recebem colchicina [114].

4.3 Outras complicações:

A recorrência de danos peritoneais pode levar a adesões intraperitoneais. Oclusões espontâneas ou pós-operatórias (estrangulamento, vólvulo) em flanges inflamatórias têm sido relatadas [117]. Também foram relatados espessamento e adesão pleural, secundários ao envolvimento pleural recorrente [118]. A inflamação crônica pode causar transformação maligna das membranas serosas com a possibilidade de desenvolvimento de mesotelioma maligno. Mais raramente foram descritos mesotelioma pleural e vesical, carcinoma broncoalveolar, carcinoma renal, câncer colorretal, leucemia mielóide, linfoma gástrico e tumor carcinoide [119.120.121].

5 AMILOSE :

A amiloidose é uma doença caracterizada por depósitos incomuns nos tecidos, entre as células e, muitas vezes, nas paredes de pequenos vasos. Estes depósitos consistem principalmente em proteínas na forma de agregados altamente resistentes à dissolução pelas enzimas do organismo, razão pela qual não desaparecem espontaneamente.

Tabela V: Classificação da amiloidose: alguns exemplos[122]

Proteína amilóide	Precursor de proteína	Generalizado (G) / Localizado (L)	Doença relacionada ou dano ao tecido
AA	Soro amilóide A	G	Inflamações ou infecções crónicas
AL	Correntes leves A ou K	G, L	Associado com o clone de plasmócitos
ATTR	Transthyretin (TTR)	G	Hereditário, associado a mutações TTR
Af3	precursor da proteína AB	L	Doença de Alzheimer Angiopatia amilóide cerebral
Af32M	Beta2-microglobulina	G	Hemodiálise crónica

Na FMF, a amiloidose é causada por inflamação crônica, durante a qual a produção de muitas proteínas é alterada. Estas incluem a proteína SAA, cuja concentração sérica é muito aumentada (10 a 1000 vezes maior que o normal) e que é clivada, formando a proteína AA responsável pelos depósitos amilóides e levando à amiloidose AA. Esta é a complicação progressiva mais grave da FMF, pois leva rapidamente à insuficiência renal em fase terminal e à morte. Além disso, pensa-se que a sua ocorrência seja favorecida pela homozigosidade M694V no gene MEFV. Em princípio, ocorre após vários anos de evolução (10 a 15 anos em média) e sua incidência está em grande parte correlacionada com a idade dos pacientes, já que 75% dos casos são diagnosticados após os 43 anos de idade. No entanto, pode aparecer muito cedo na infância, antes das manifestações clínicas da FMF (fenótipo 2). A sua frequência varia de acordo com a etnia. Por exemplo, parece ser mais comum em turcos (60%) do que em judeus sefarditas (27%).

5.1 Patogénese

A inflamação crônica resultando em uma resposta protéica de fase aguda é um pré-requisito para o desenvolvimento de amiloidose AA. A síntese da proteína SAA, o precursor da amilóide A fibrilosa circulante, é muito aumentada pelo fígado em resposta a muitos tipos de estímulos inflamatórios. Por razões ainda desconhecidas, em alguns pacientes com altos níveis de proteína durante longos períodos de tempo, um fragmento de proteína da clivagem de SAA acumula-se e deposita-se nos tecidos como fibrilas de AA.

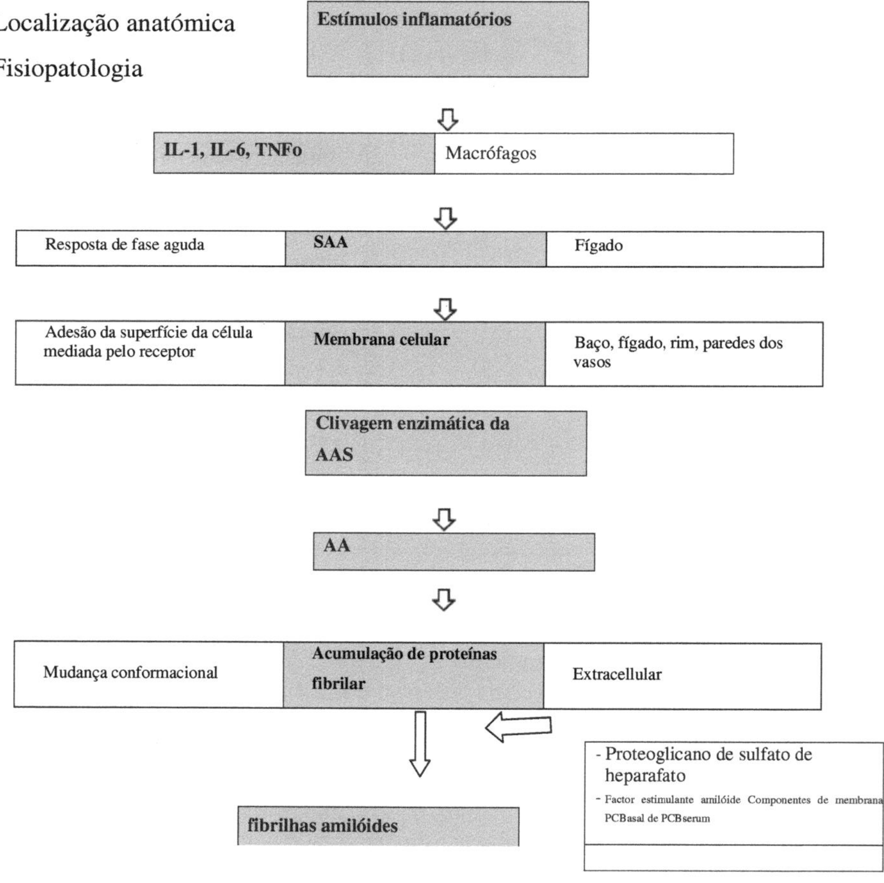

Figura 1: Mecanismo patogenético que leva à formação e deposição de fibrilas AA[122]

5.2 Manifestações clínicas

Depósitos amilóides podem ocorrer em quase todos os tecidos ou órgãos. Assim, as manifestações clínicas serão muito variadas. No nosso caso, o rim é o principal órgão alvo, manifestado pela presença de edema dos membros inferiores e proteinúria. Os outros órgãos afectados preferencialmente são o aparelho digestivo, a tiróide e o coração.

5.3 Diagnóstico

É uma doença insidiosa e progressiva, cujos sintomas são mais aparentes nos estágios avançados da FMF. Como resultado, muitas vezes permanece sem diagnóstico até que os órgãos afetados sejam severamente afetados.

Tabela VI: Diagnóstico de amiloidose AA[122]

• **ANAMNESE/ ANTECEDENTES/SUSPEITAS SIGNIFICATIVAS :**

- Doença inflamatória crônica, descontrolada há mais de cinco anos

-	**EXAME FÍSICO E SINTOMAS**
	- Sinais de doença renal
	(hipertensão, edema
	- Perturbações gastrointestinais
	- Hepatomegalia/esplen omegalia

• **ANÁLISES DE LABORATÓRIO**

- **Sem testes específicos: proteinúria, CRP elevado, SAA elevado, albumina inferior**

- **Hipergamaglobulinemia policlonal**

- **Testes de funcionamento dos rins**

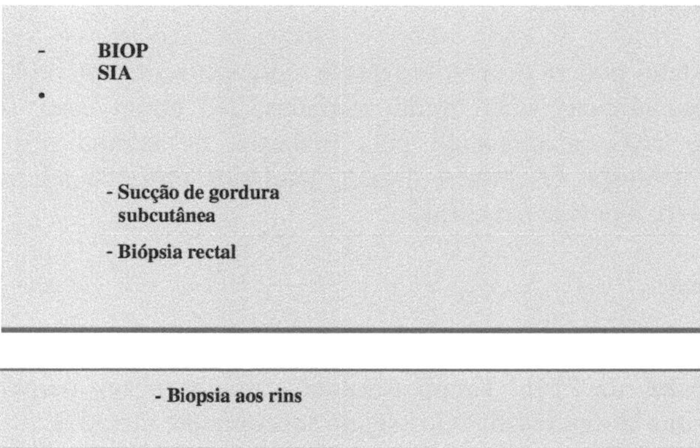

• COLORAÇÃO HISTOLÓGICA

- Coloração vermelha do Congo e rotulagem imuno-histoquímica com anticorpos específicos contra proteínas fibrilares AA

Para confirmar o diagnóstico, os tecidos também devem ser analisados por meio de biópsias. Serão utilizadas técnicas específicas para estabelecer a presença de amiloidose no tecido (por exemplo, coloração vermelha do Congo).

Figura 2: Depósitos de proteínas AA coradas com vermelho Congo em luz normal (esquerda) e em luz polarizada (direita) [122].

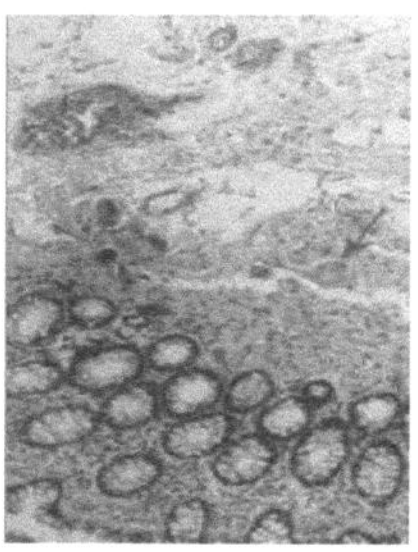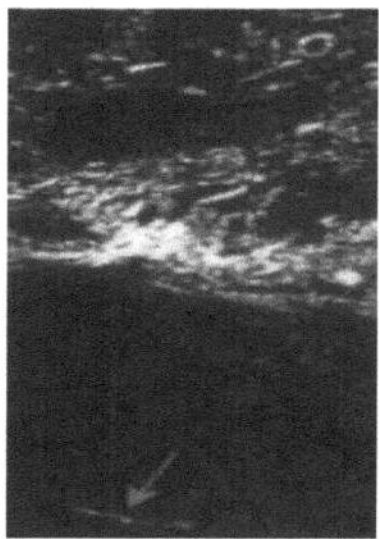

A coloração vermelha do Congo é positiva e será complementada pela caracterização da natureza dos depósitos (imuno-histoquímica ou imunofluorescência) usando anticorpos monoclonais específicos anti-AA.

Figura 3: Coloração imunohistoquímica usando um anticorpo monoclonal específico para a proteína AA [122].

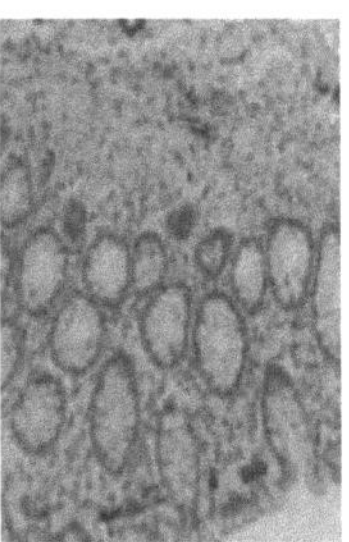

5.4 Evolução

Amiloidose AA é uma doença progressiva e fatal. Na verdade, pode levar a uma grave insuficiência renal se não for detectada suficientemente cedo.

6 GENÉTICA DO FMF

O gene MEFV e a proteína marenostrina/pirina Em 1992, o gene FMF estava localizado na posição telomérica no braço curto do cromossomo 16 humano (Pras et al., 1992). Posteriormente, o gene foi identificado em 1997, independentemente por dois consórcios (The French FMF consortium, 1997; The International FMF consortium, 1997) e foi nomeado MEFV para a febre mediterrânea[123] .

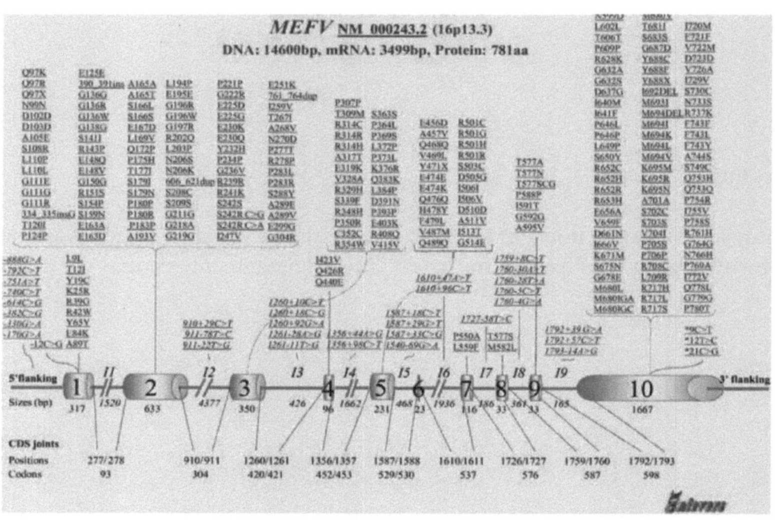

Figura 4: O gene MEFV com todas as mutações mostradas no InFever

Uma base de dados online para as Mutações Autoinflamatórias (Copyright. Disponível em http://fmf.igh.cnrs.fr/ISSAID/infevers/ Acesso (07/02/2020) **[123]**O gene compreende 10 exões, cobre um DNA genômico de 14 Kilo bases (Kb). Ele é transcrito em um RNA mensageiro de 3,7 Kb, que codifica uma proteína de 781 aminoácidos, chamada pirina pelos americanos, e marenostrina pelos franceses. Existem dois hotspots: exon 10 que codifica o domínio c-terminal B 30.2 da proteína, e exon 2 [123]. No momento da descoberta do gene, o MEFV mRNA foi detectado principalmente nas células polinucleares do sangue periférico. Estudos iniciais de alinhamento de sequências demonstraram que a proteína transcrita contém um domínio B30.2. Com base na homologia sequencial com outras proteínas de domínio B30.2 pertencentes à família dos fatores de transcrição, levantou-se a hipótese de ser um fator de transcrição nuclear que controla a resposta inflamatória em polinúcleos diferenciados [123]. Em 2000, Centola et al mostraram que o mRNA da MEFV também é expresso na medula óssea em células da linhagem granulocitária desde o estágio de diferenciação mielocítica, e em células da linhagem monocítica, por RT-PCR (Reverse Transcriptase polymerase chain reaction) e hibridização in situ [123]. No nível periférico, o mRNA do MEFV é expresso em neutrófilos, eosinófilos e monócitos [124].Experiências in vitro demonstraram que as citocinas e lipopolissacarídeos (LPS) estão envolvidos na regulação da expressão do mRNA MEFV em monócitos e polinucleares de diferentes formas: a estimulação in vitro de monócitos com as citocinas pró-inflamatórias IFNy, TNFa e LPS aumenta a expressão, enquanto a incubação com as citocinas anti-inflamatórias IL4, IL10, TGFB diminui-a. Nas células polinucleares, a expressão MEFV mRNA é estimulada pelo IFNy. Estes resultados sugerem que o MEFV exerce um controle específico de feedback negativo na ativação de Th1 e mediadores pró-inflamatórios em células mielomonocitárias [124].

Notarnicola C et al. mostraram que a expressão do mRNA do MEFV em células do sangue periférico é reduzida em pacientes com FMF em comparação com os controles [125]. Papin et al. demonstraram a existência de uma segunda transcrição do MEFV, MEFVd2, resultante de emendas alternativas nas quais o exon 2 é completamente eliminado. Sua seqüência nucleotídica é a mesma do mRNA do MEFV, exceto pela restrição da ausência do exon 2 inteiro. Esta nova transcrição é expressa em células polinucleares e mononucleares do sangue periférico, e localizada principalmente no núcleo, em contraste com o primeiro que tem uma localização exclusivamente citoplasmática [126].

Posteriormente, Diaz et al. identificaram sete transcrições isoforma em fibroblastos sinoviais [127]. Touitou et al. detectaram seis isoformas mais fracas expressas em células polinucleares do sangue periférico, com várias supressões de exons 2, 3, 4, 7, 8, e 9. As respectivas funções destas isoformas ainda não foram elucidadas. [128]

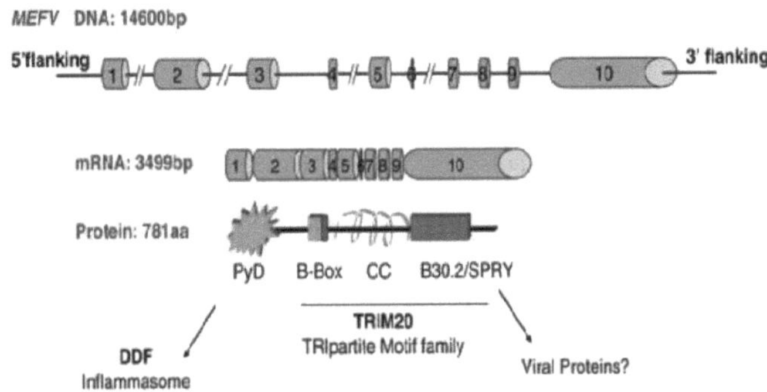

Figura 5: Representação esquemática do gene MEFV e sua expressão ao nível do mRNA e da proteína pyrin [129].

6.1 A proteína :

A pirina codificada pelo gene MEFV é uma proteína composta de 781 aminoácidos, com peso molecular de 95 kDa, que desempenha um papel importante na regulação da apoptose e inflamação [130], sendo expressa principalmente em neutrófilos, eosinófilos, células dendríticas e fibroblastos [130]. A proteína foi localizada no citoplasma, entretanto, existem formas de iso que foram encontradas no núcleo [156]:
Domínio Pyrin (PYD): de 92 aminoácidos, localizado na parte amino-terminal (N-terminal), consistindo em 6 a-helices.
B-Box dedo de zinco (BBox): um padrão de dedo de zinco.

Coiled-Coil (CC): a-helical.

B30-2: também conhecido como PRYSPRY ou tipo RFP, consiste em 200 aminoácidos localizados no terminal carboxi. Sua estrutura consiste em um segmento PRY de 61 aminoácidos seguido por um segmento SPRY de 139 aminoácidos [131].

Figura 6: A estrutura da proteína pyrin e suas interações moleculares [129].

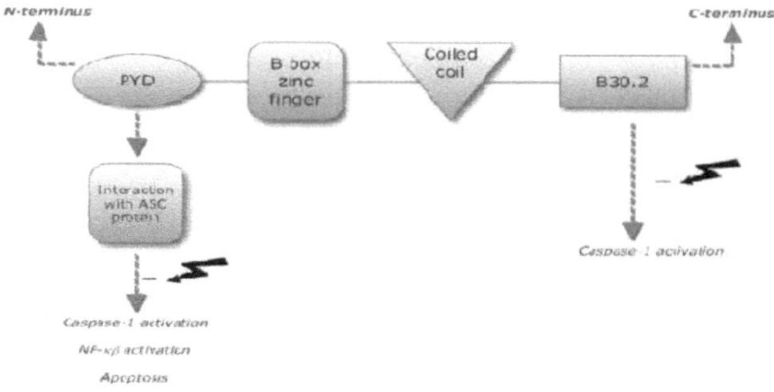

6.2 PYD

o domínio Pyrin; ASC: a proteína associada à apoptose, em forma de grão, contendo um CARD. Estudos recentes mostraram que o Pyrin é parte do inflammasoma Pyrin que detecta modificações na inativação de Rho GTPase por toxinas bacterianas e infecções, levando à ativação da inflamação e aumento da IL-1B. Pyrin não reconhece diretamente a modificação Rho, mas provavelmente é afetado pelo efeito ou cinase, que é um evento a jusante na via do citoesqueleto de actina [133].

6.3 Variantes nucleotídicas associadas ao MEFV

Durante a clonagem do gene MEFV, foram encontradas quatro mutações de pontos de erro, introduzindo alterações na proteína, todas localizadas no exon10. Estes são: p.Met694Val (p.M694V), p.Val726Ala (p.V726A), p.Met680Ile (p.M680I), p.Met694Ile (p.M694I) [276]. Então p.Glu148Gln (p.E148Q) foi identificado no exon 2 no códão 148 [135]. Estas cinco mutações representam 85% das mutações encontradas no FMF, 338 variantes entre mutações e polimorfismos foram identificadas em toda a sequência do gene MEFV e reportadas na base de dados Infevers, 160 mutações no Human Genomic Mutation Database e 239 variações no Clinvar, de acordo com as atualizações das bases de dados em setembro de 2016 [136.137]. A maioria das mutações descritas são mutações pontuais do tipo missense que resultam na substituição de um único aminoácido [138]. Exon 10 do gene é o local da maioria destas mutações, contém dois hotspots, nos códons 680 e 694: p.Met694Val (p.M694V), p.Met694Ile (p.M694I), p.Val726Ala (p.V726A), p.Met694del (p.M694del) [135.137] Patologia molecular do gene MEFV: Durante a clonagem do gene MEFV, foram encontradas quatro mutações de pontos de erro, introduzindo alterações na proteína, todas localizadas no exon10.Estes são: p.Met694Val (M694V),p.Val726Ala(V726A),p.Met680Ile(M680I),p.Met694Ile(M694I),p.Glu 148Gln (E148Q) foi identificado no exon 2 no códão 148 [139].

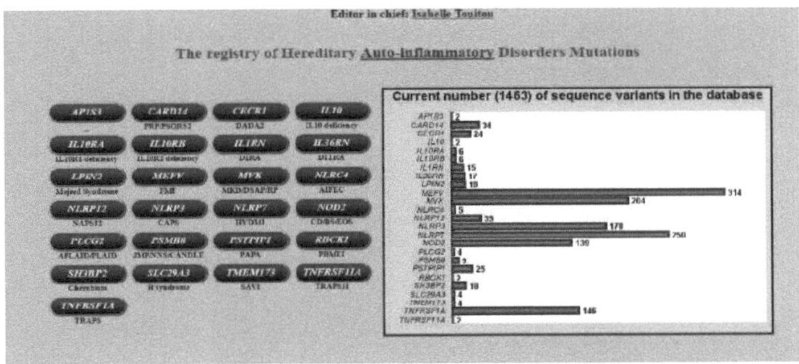

Figura 7: 338 variações de sequência identificadas na variante de sequência MEFV Base de dados a partir de 08-06-2018.

Muitos genótipos têm sido observados. A natureza autossômica recessiva da FMF implica a presença de duas mutações em indivíduos afetados, com pacientes homozigotos para uma dada mutação ou heterozigotos para uma mutação composta, com cada alelo carregando uma mutação diferente. Alelos complexos também têm sido observados, com 2 ou 3 cis-mutações diferentes no mesmo alelo [135]. Entretanto, a mutação no segundo alelo não pode ser revelada em 30% dos indivíduos com fenótipo FMF [136].

Várias hipóteses foram desenvolvidas: [140,141].

A presença de mutações não detectadas pelos métodos disponíveis no laboratório.

A segunda explicação é que embora haja apenas uma mutação, o segundo alelo pode não estar funcional devido a mecanismos epigenéticos.

A influência de fatores ambientais e genes modificadores também tem sido sugerida [137]. Marek-Yagel et al. concluíram que em alguns casos a FMF pode ser dominante com baixa penetração [143]. Isabelle Jéru et al. realizaram um estudo estatístico que demonstrou que a mutação heterozigótica pode não ser responsável pela FMF clássica [144].

Tabela VII: Lista não exaustiva de mutações MEFV. As mutações em negrito são as mais frequentes   [138].

Exon 1	Exon 2	Exon 2	Exon 3	Exon 5	Exon 9	Exon 10
	A89T	G111G	T309M	V469L	I591T D661N	
	E125E		R354W	H478Y		M680L
	R143P			F479L		**M680I**
	E148Q			I506V		T681I
	R151S					Y688X
	E167D					I692DEL
	T177I					**M694V**
	S179I					M694L
	G219G					M694DEL
	E225D					**M694I**
	S242R					K695R
	T267I					**V726A**
	A268V					F743L
	P283L					A744S
	A289V					R761H

S. Özen et al relataram que diferentes mutações no estado heterozigoto (H478Y, T577S, T577A, T577N, M694I, E148Q e L110P) em MEFV causam FMF dominante em pacientes de diferentes populações; espanhóis, turcos, holandeses, britânicos, indianos e japoneses.

6.4 Modificação de genes :

A expressão da FMF pode variar de um paciente para outro, mesmo dentro da mesma família ou mesmo dentro do mesmo irmão do mesmo genótipo MEFV. Esta heterogeneidade sugere a presença de efeitos modificadores de certos genes que modulam a expressão da doença. Alguns estudos recentes tentaram identificar e elucidar o efeito potencial dos chamados genes modificadores na FMF.
Em 2001, Touitou et al [147] revelaram que o maior complexo de histocompatibilidade do gene A (MICA) relacionado à cadeia I parece ter um efeito no curso da doença em homozigotos M694V, com o alelo MICAA9 resultando em um início precoce da FMF, enquanto o alelo MICA-A4 diminui a frequência de ataques e a severidade do genótipo homozigotos M694V [140].
O efeito dos polimorfismos HLA classe I e II nas formas clínicas de FMF foi demonstrado num estudo japonês publicado em 2015. O alelo DRB 15:02 parece ter um efeito protector sobre a forma típica e especialmente incompleta do FMF, este efeito desaparece em caso de coexistência com B40:01. O mecanismo biológico permanece desconhecido, mas parece que as formas menos penetrantes são devidas a uma maior contribuição de genes modificadores na patogênese da doença [146]. Além disso, B35:01 parece ser um marcador preditivo para falha no tratamento da colchicina [146].

6.5 Diagnóstico molecular :

A abordagem clínica permite suspeitar do diagnóstico de FMF, mas o estudo genético permite confirmá-lo e ajudar com o prognóstico, identificando o genótipo. Consiste em procurar por mutações no gene MEFV. É indicado em casos de suspeita clínica de FMF ou no contexto de rastreio familiar para familiares de um caso composto homozigotos ou heterozigotos.
O ADN é extraído do sangue periférico recolhido no EDTA, utilizando várias técnicas (fenol-clorofórmio, NaCl ou um kit comercial). A busca por mutações frequentes no gene MEFV utiliza as técnicas simples e clássicas de biologia molecular de digestão por PCR e ARMS (Amplification Refractory Mutation System) ou sequenciamento direto Sanger, e recentemente a técnica de sequenciamento de alto rendimento que permite uma análise rápida de todo o gene MEFV [147.148].

7 FATORES DE RISCO PARA AMILOIDOSE EM FMF

7.1 Dados clínicos

O fenótipo FMF 2 é certamente raro, como mostra um estudo turco que procurou sistematicamente por proteinúria em familiares de pacientes com FMF complicada por amiloidose [147]. A explicação para este intrigante fenótipo provavelmente reside em grande parte na existência de inflamação sanguínea fora dos ataques clínicos de FMF.

A amiloidose se desenvolve com maior freqüência em pacientes com artrite mesmo não destrutiva [148].

Um segundo fator predisponente ao risco de amiloidose é o gênero, que tem sido documentado em pacientes com FMF, sendo que os homens têm maior risco de desenvolver amiloidose do que as mulheres; a razão de risco é de 4 [148].

7.2 O papel do gene MEFV

A mutação MEFV M694V A tem sido relatada como associada à amiloidose renal em pacientes com FMF de origem armênia, judaica e árabe [149.150]. Os homozigotos para esta mutação têm frequentemente ataques inflamatórios frequentes com envolvimento articular e mialgias febris de longa duração, e uma alta prevalência de amiloidose renal, que requerem altas doses de colchicina para controlar a doença [151].

A patogenicidade de certas variações de seqüência observadas no gene MEFV ainda está em discussão, como o E148Q, que não é mais considerado uma mutação [152].

Embora existam muitos estudos indicando uma relação entre a presença de homozigotos M694V e o desenvolvimento da amiloidose em determinados grupos étnicos, existem relatos conflitantes sobre a associação da mutação e amiloidose M694V em pacientes com FMF turca[149].

7.3 O papel do gene SAA1

Pacientes com o genótipo SAA1.1 têm um risco 7 vezes maior de desenvolver amiloidose do que aqueles com outros genótipos SAA1.2 e 3 [153]. Assim, embora esteja bem estabelecido que a região do gene SAA1 desempenha um papel importante na susceptibilidade de desenvolver amiloidose, o mecanismo preciso por detrás deste aumento da susceptibilidade permanece por elucidar [154].

7.4 O país de origem

7.4.1 Consanguinidade :

A prevalência da FMF e a frequência de heterozigotos nos grupos étnicos afetados pode ser explicada pela alta consanguinidade ou endogamia.
A elevada proporção de casamentos entre ancestrais comuns numa população de risco aumenta muito a probabilidade de coexistência de dois alelos mutantes na descendência. Os genes recessivos tornam-se mais frequentes nestas populações consanguíneas em comparação com outras populações [155].

7.4.2 Genética da população

7.4.2.1 Efeito fundador mediterrânico:

A análise da distribuição das mutações em diferentes populações sugere a existência de um "efeito fundador", que na genética populacional significa que todos os pacientes com a mesma mutação descendem de um ancestral comum[156]. Estas antigas mutações parecem ter tido origem na Mesopotâmia nos tempos bíblicos. A mutação M694V migrou para Espanha e Norte de África, seguindo os movimentos dos primeiros marinheiros e mais tarde por terra durante a conquista muçulmana de Espanha. A mutação V726A também migrou do Oriente Médio para a Armênia, Turquia e Europa [157]. A análise do haplótipo mostrou que a maioria dos cromossomas FMF tem origem na comunidade ancestral, que remonta aos tempos pré-bíblicos. Este efeito fundador é responsável pela prevalência muito elevada das mutações mais comuns nas quatro principais populações mediterrânicas: árabes, arménios, judeus e turcos [158].

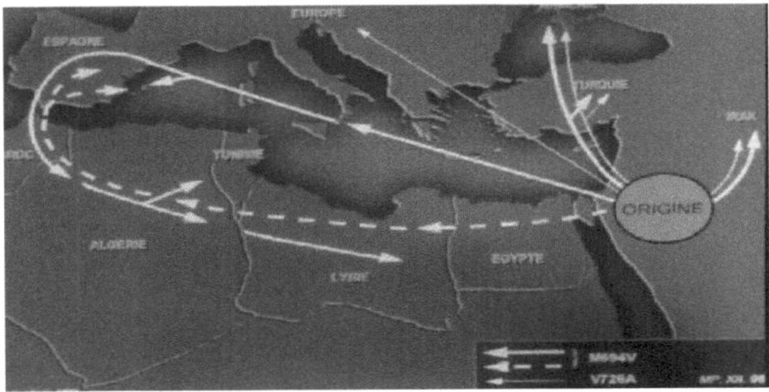

Figura 8: Mapa que mostra a distribuição das duas mutações mais comuns responsáveis pelo FMF. [159]

8   TRATAMENTO E GESTÃO DE PACIENTES COM FMF

8.1 Objectivos da gestão do FMF

- Prevenção de surtos de doenças.

- Tratamento de ataques agudos de FMF.

- Evitar a complicação da amiloidose renal.

- a gestão da amiloidose renal em caso de complicações.

- Monitorar o cumprimento e a tolerância de tratamento.

- Preservar a qualidade de vida dos pacientes.

- Monitorar o desenvolvimento estatural, pubertário e psico-social das crianças.

- Limitar as sequelas da doença (infertilidade, artropatia crónica)

8.2 Tratamento de fundo [160.161.162].

Até à data, não existe tratamento curativo para a FMF. Desde 1970, a colchicina tem sido o único tratamento profilático eficaz para a FMF, reduzindo a frequência e gravidade dos ataques agudos, prevenindo o desenvolvimento da amiloidose e estabilizando a deterioração da função renal caso a amiloidose se instale. Deve ser prescrito a todos os pacientes diagnosticados com FMF a longo prazo.

8.3 Colchicina

A colchicina é derivada de uma planta bulbosa da família Liliaceae, encontrada na Europa, o colchicum de outono (Colchicum autumnale). É um alcalóide pertencente à família dos fusos envenenados.

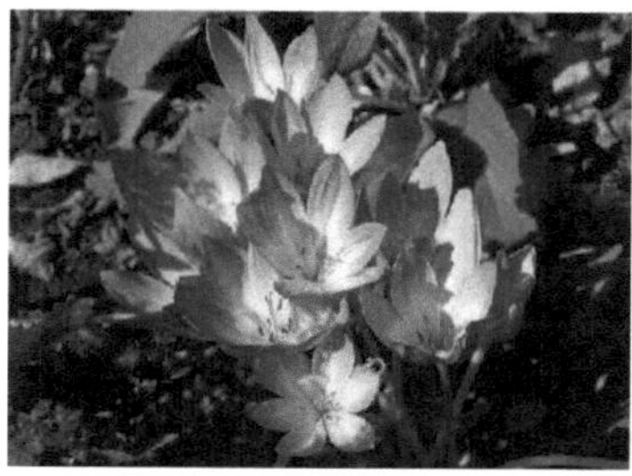

Colchicum autumnale [161]Colchicum autumnale. jpeg (imagem JPEG 1000 x 750)-[citado03/07/2020].Disponívelem: https://gobotany.newenglandwild.org/species/colchicum/autumnale/)
Os extractos de colchicum já eram usados pelos babilónios no século III a.C. para acalmar a inflamação. Desde os anos 50, é conhecida principalmente pelo tratamento de ataques de gota. Os primeiros usos da colchicina no tratamento da FMF datam pelo menos dos anos 50, e os primeiros ensaios terapêuticos publicados mostrando a eficácia deste tratamento na prevenção de ataques agudos de FMF datam de 1972. Em 1986, uma equipe israelense mostrou a eficácia da colchicina não só na prevenção de ataques, mas também na prevenção da amiloidose renal. A Colchicine tem uma autorização de comercialização para FMF sob o termo "tratamento de doenças periódicas".
Uma vez feito o diagnóstico, a colchicina deve ser prescrita a todos os pacientes com febre aftosa. Deve ser tomado diariamente para a vida.

8.3.1 Modo de acção

Hoje em dia, o mecanismo exato por trás da ação preventiva da colchicina em ataques de FMF ainda é desconhecido.

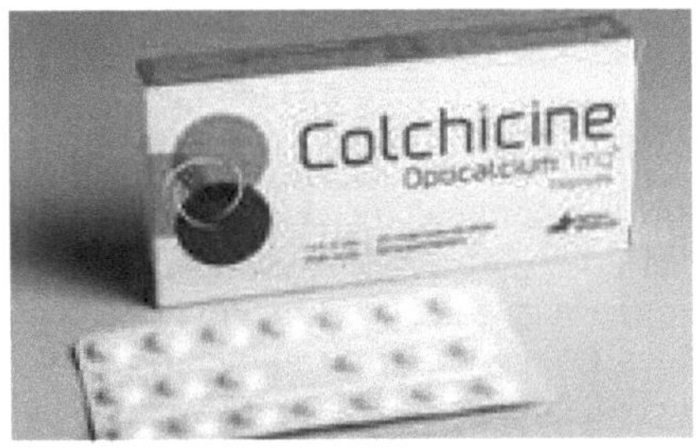

Figura 9: Caixa francesa de Colchicine 1 mg (24 Colchicine.jpeg (imagem JPEG, 191 x 115) - [citado 2 de Julho de 2020]. Disponível a partir de: http://www.mayoly-pharma.fr/produits/rhumatologie/colchicine-opocalcium-1mg)

A colchicina é utilizada por sua ação anti-inflamatória em ataques de gota, sem efeitos anti-inflamatórios em outras condições. No tratamento da FMF, seu principal modo de ação parece ser a redução da quimiotaxia neutrofílica e a produção de certos mediadores envolvidos nas cascatas de reações que levam à inflamação.

8.3.2 As doses a serem administradas são :

8.3.2.1Para adultos :

A dose inicial é de 1mg/dia por via oral, que é gradualmente ajustada em incrementos de 0,5mg para alcançar uma boa resposta clínica, até uma dose máxima de 2,5mg/dia. Se os sintomas persistirem, a dose pode ser aumentada para 3mg/dia durante algumas semanas, com maior monitorização dos efeitos secundários da colchicina [164]. Em casos de amiloidose renal secundária, doses elevadas são utilizadas desde o início, independentemente da resposta clínica (2mg/dia) [164]. A insuficiência hepática e renal aumenta o risco de efeitos secundários e requer uma redução da dose de colchicina com maior monitorização. Na insuficiência renal em fase terminal em pacientes com hemodiálise, a colquicina continua com uma dose muito baixa de 0,5mg/dia com monitoramento cuidadoso para sinais de toxicidade [164].

8.3.2.2 Para a criança :

A dose inicial é de 0,5mg/dia para crianças menores de 5 anos e 1mg/dia para crianças maiores de 5 anos. Esta dose deve ser ajustada em incrementos de 0,25mg para crianças menores de 10 anos, e 0,5mg para crianças maiores de 10 anos, até uma dose máxima de 2mg/dia [164].

8.3.2.3 Mulheres grávidas e lactantes

A prevalência de aborto espontâneo e parto prematuro parece ser alta em pacientes com FMF, devido aos episódios inflamatórios (febre e dor abdominal) que causam contrações uterinas. A colchicina deve ser continuada regularmente durante toda a gravidez. O seu efeito teratogénico não foi demonstrado em mulheres grávidas. O acompanhamento da gravidez é realizado pelo obstetra em estreita colaboração com o médico tratante[164]. Além disso, vários estudos relatam que mulheres grávidas com FMF complicada por amiloidose renal têm alto risco de abortamento, mortalidade neonatal e deterioração da função renal [165]. Alguns autores sugerem que a gravidez deve ser evitada nestas pacientes com amiloidose secundária devido ao risco de agravamento da doença [166]. A colchicina se difunde em concentrações variáveis no leite materno, com um pico de uma a duas horas após a mãe ter tomado colchicina. Não foram observados efeitos secundários nestas crianças amamentadas. É simplesmente recomendado que as mulheres que amamentam façam o seu tratamento imediatamente antes da mamada da noite para minimizar a dose ingerida pelo bebé [164].

8.3.3 Precauções na prescrição de colchicina

O índice terapêutico da colchicina é baixo, as doses terapêuticas estão próximas das doses tóxicas. A intoxicação aguda por colchicina, em caso de absorção massiva, é acompanhada por insuficiência hepática e renal e por uma falência rápida e fatal da medula óssea.

Os efeitos secundários incluem náuseas, vómitos, diarreia, alopecia transitória reversível, azoospermia, aplasia da medula óssea com citopenia que afecta os leucócitos e especialmente as plaquetas, neuromiopatia manifestada por fraqueza muscular, dor e enzimas CPK elevadas. Geralmente estes macacos são reversíveis na descontinuação do tratamento. Assim, o aparecimento de vómitos ou diarreia profusa podem ser os primeiros sinais de overdose, como se distingue da habitual diarreia banal, nas primeiras semanas de tratamento, ou após um aumento da dose diária de colchicina, que pode ser controlada. O tratamento com colchicina está contra-indicado em casos de insuficiência renal grave (clearance de creatinina < 30ml/min), e insuficiência hepática grave. Além disso, vários estudos relatam que gestantes com FMF complicada por amiloidose renal têm alto risco de aborto espontâneo, mortalidade neonatal e deterioração da função renal [165]. Alguns autores sugerem que a gravidez deve ser evitada nestas pacientes com amiloidose secundária devido ao risco de agravamento da doença [166].

A colchicina se difunde em concentrações variáveis no leite materno, com um pico de uma a duas horas após a mãe ter tomado colchicina. Não foram observados efeitos secundários nestas crianças amamentadas. É simplesmente recomendado que as mulheres que amamentam façam o seu tratamento imediatamente antes da mamada da noite, a fim de reduzir ao máximo a dose ingerida pelo bebé.

8.4 Tratamentos alternativos à colchicina :

A colchicina é o tratamento padrão para FMF e está disponível a baixo custo. No entanto, em média 5-10% dos pacientes são resistentes e 5% são intolerantes ao tratamento [167]. Outros tratamentos têm sido propostos para prevenir recaídas da doença e evitar as suas principais complicações.

Em primeiro lugar, no caso de eficácia incompleta na prevenção de ataques inflamatórios, é necessário verificar se o tratamento prescrito é tomado regularmente. A principal causa de sintomas inflamatórios persistentes na FMF é a não aderência ao tratamento. A maioria dos chamados não-respondedores recebe doses insuficientes de colchicina [164]. Em alguns casos que não respondem à colquicina apesar de uma dose terapêutica máxima, ou se for impossível aumentar a dose devido a efeitos colaterais graves, especialmente em pacientes com insuficiência renal, pode ser discutido um tratamento alternativo. Dado o envolvimento da IL-1B na fisiopatologia da FMF, os tratamentos alternativos de primeira linha à colchicina são inibidores da IL1: anakinra, canakinumab. Vários estudos relataram a sua eficácia na prevenção de ataques inflamatórios em casos de resistência ou intolerância à colchicina.

8.4.1 Anti TNF alfa (Tumor Necrosis Factor alfa) :

Etanercept, infliximab, golimumab ou adalimumab também são usados e parecem ser de interesse, especialmente em FMF com espondiloartropatia ou vasculite associada [169]. Observações clínicas recentes descreveram melhorias na amiloidose renal tratada com anti-TNFa [170]. A Interferon-alpha tem mostrado respostas conflitantes em estudos publicados e tem segurança limitada [160]. A talidomida e a sulfassalazina também foram propostas na literatura [Estudos clínicos controlados são necessários para estabelecer a eficácia clínica e biológica destes tratamentos e a tolerabilidade dos seus efeitos secundários.

9 TRATAMENTO DA CRISE :

O tratamento dos ataques de FMF é baseado no tratamento sintomático. O princípio é combinar um analgésico-antipirético (como o paracetamol) e um anti-inflamatório não esteróide (NSAID), depois de ter descartado uma causa infecciosa. Em caso de dúvida diagnóstica, se as manifestações clínicas e seu modo de ocorrência forem incomuns, podem ser realizadas imagens e exames apropriados para não perder uma emergência simulando um ataque inflamatório de FMF (oclusão em um flange, pielonefrite, artrite infecciosa...). Crianças: Paracetamol: 15mg/kg a cada 6 horas + Ibuprofeno 8 mg/kg a cada 6 horas (alternando com paracetamol a cada 3 horas), sem exceder as doses máximas. Adulto: Paracetamol 1g a cada 8 horas alternando com um NSAID a cada 8 horas. O tratamento parenteral é por vezes necessário em caso de náuseas ou vómitos. Se a dor não for aliviada por estes medicamentos, podem ser usados analgésicos de nível 2 ou mesmo 3: Criança: Solução oral de Tramadol: 1 a 2 mg/kg a cada 6 horas. Os seus efeitos secundários são frequentes: náuseas, tonturas, vómitos e sonolência. Se necessário, a morfina oral (liberação imediata) pode ser titulada: começar com uma dose de carga de 0,5 mg/kg (não exceder 20 mg) e depois 0,1 mg/kg a cada 30 minutos até se obter uma analgesia satisfatória. Quando a criança é aliviada, o tratamento é continuado: 0,2 mg/kg/4 h. A indicação de drogas baseadas em codeína está limitada a dor aguda de intensidade moderada para adolescentes a partir dos 12 anos de idade, após falha do paracetamol e/ou AINEs. Deve ser prescrito na dose efectiva mais baixa e pelo período mais curto possível. A restrição do uso de codeína na população pediátrica é recomendada pelo PRAC (Pharmacovigilance Risk Assessment Committee). Adulto: Tramadol ou combinação tramadol-paracetamol, ou paracetamol-codeína, ou mesmo morfina em injeções descontínuas, por via intravenosa (IV) ou subcutânea (SC), de acordo com a evolução da dor. A reidratação intravenosa é necessária em caso de vómitos ou febre alta em crianças e adultos. Outras medidas complementares podem ser úteis durante a crise da febre aftosa: relaxamento e massagem com um pano quente ou frio em caso de dor abdominal. Compressas de aquecimento para dores nas costas. Cuidados locais, elevação das pernas e repouso em caso de pseudoerysipelas. A terapia com corticosteroides só é recomendada em algumas situações específicas: mialgias febris crônicas, associação da FMF com certos vasculites, e como último recurso em casos de crise grave com febre alta e dor intensa, apesar do uso de todas as medidas mencionadas acima. A colchicina deve ser continuada na dose habitual durante um ataque agudo de FMF. Não há indicação para aumentar a dose de forma transitória, pois isso não irá bloquear a progressão do ataque, e aumentará o risco de efeitos colaterais. A colchicina intravenosa não deve ser utilizada devido ao risco potencial de overdose e de intoxicação grave. Os ataques agudos de FMF são geralmente curtos, e não requerem hospitalização. Em caso de recorrências frequentes de ataques inflamatórios, o paciente é encaminhado ao seu médico de atendimento primário para adaptar o tratamento de base e investigar possíveis fatores desencadeantes [173].

9.1 Tratamento não-farmacológico :

9.1.1 Reabilitação das articulações :

Em casos de dano articular crónico [160].

9.2 4.2 Cuidados psicológicos :

As pessoas com FMF podem apresentar uma fragilidade psicológica que resulta do aspecto genético e crónico da doença, do seu perfil raro e da falta de compreensão das pessoas à sua volta e, por vezes, da profissão médica. Este estado pode causar ansiedade permanente no paciente, correspondendo a um sentimento de insegurança, e mesmo sentimentos de culpa e fracasso, especialmente durante os períodos delicados do desenvolvimento psicoafectivo da criança e do adolescente.

Por isso, deve ser oferecido apoio psicológico a crianças, adolescentes e em casos em que a doença tenha um forte impacto social e familiar. Este apoio visa reconstruir o sentido de integridade física e psicológica do sujeito [168].

10 TRATAMENTO DA AMILOIDOSE RENAL SECUNDÁRIA

Em colaboração com nefrologistas, agendar terapia de reposição em caso de insuficiência renal irreversível: hemodiálise ou transplante renal [160]. Acompanhamento de pacientes com FMF :

10.1 Os objectivos da monitorização :

* Identificar e gerir potenciais falhas de tratamento.

* Triagem de complicações.

* Proporcionando educação terapêutica ao paciente.

10.2 Monitorização clínica e biológica :

Uma a duas consultas por ano devem ser agendadas pelo pediatra ou especialista em tratamento para pacientes com FMF balanceada para triagem de doenças e complicações do tratamento. Para pacientes instáveis ou com febre aftosa grave, pode ser necessária uma maior frequência de visitas.

Esta consulta inclui :

a. Um exame clínico completo.

b. Um hemograma para verificar os efeitos secundários da colchicina.

c. A busca da síndrome inflamatória biológica: CRP, SAA.

d. Check-up renal com nível de creatinina e pesquisa de proteinúria.

e. Teste de função hepática.

Outros testes adicionais podem ser solicitados, dependendo do contexto clínico do paciente [160].

10.3   Triagem para amiloidose renal secundária :

Se houver proteinúria ou insuficiência renal inexplicada em curso, a amiloidose deve ser investigada por amostragem histológica e exame imunohistoquímico.
Os locais para biópsia são principalmente as glândulas salivares acessórias labiais, e a mucosa digestiva superior e inferior e submucosa:
A educação terapêutica visa ajudar o doente a compreender a doença, participar nos cuidados e aprender a gerir de forma óptima a sua vida com a doença. Inclui
:

* Identificação de factores que podem desencadear um ataque (falta de sono, stress, esforço físico, ...) e adaptação da higiene de vida diária de modo a limitar esses factores desencadeantes.
* Conheça os estágios pródigos da doença, e os sinais clínicos de um ataque inflamatório.
* Conhecer os sinais clínicos de FMF desequilibrada que devem levar à consulta.
* Informação sobre a complicação da amiloidose renal e a importância da monitorização por proteinúria e avaliação renal.
* Sensibilização para a importância da adesão ao tratamento e para os riscos de interrupção do tratamento.
* Consciência dos possíveis efeitos adversos da colchicina.

* Informações sobre as regras de combinação de medicamentos com colchicina (macrólidos, estatinas, ciclosporina) assim como certos hábitos alimentares (sumo de toranja)...
* Reafirmar as pacientes sobre a segurança da colchicina durante a gravidez e o aleitamento materno.
* É possível tomar um analgésico preventivo e um AINE antes de certas situações que podem provocar um ataque inflamatório (uma viagem, um exame escolar ou universitário, etc.) [160].

11 CASO CLÍNICO 1:

Relatamos a história de uma menina de 17 anos de Medeia que apresentou uma febre prolongada com mialgias intensas e erupções cutâneas atípicas. Sua história familiar incluiu febre prolongada em dois antepassados distantes. A doença começou no final de Novembro de 2014 com dores abdominais, diarreia moderada (não com sangue) e vómitos durante 3 dias sem febre. No dia 12 de Dezembro, surgiram dificuldades de locomoção com astenia e edema de bezerros, que se resolveram espontaneamente em 24 horas. A partir de 17 de Novembro, notamos uma impotência funcional total com dores difusas, edemas das mãos e pés com erupção purpúrea da mão direita e astenia. Foi às urgências no dia 21 de Novembro, com o aparecimento de vómitos alimentares e dores abdominais com febre de 39°C e arrepios. Ela foi então hospitalizada, e notamos uma extensão da púrpura, o aparecimento de lesões vesiculopustulares, a persistência de polimialgias e artralgias importantes e a ocorrência de um torcicolo com febre persistente (1 a 3 picos por dia) durante 12 dias. O exame físico mostrou uma criança febris a 39°C, pálida, astênica, irritável, com freqüência cardíaca de 107/minutos, pressão arterial de 108/71 mmHg e saturação de 100%; as mialgias eram difusas e intensas, associadas à poliartralgia (quadris, joelhos, cotovelos, tornozelos e punho). O exame cutâneo-mucosal revela lesões vesiculares em cachos (figura 1), umbilicais nos membros, edema das mãos e pés cobertos de púrpura (figura 2) +/- infiltração, e erupção urinária (figura 3). Ela também tinha um torcicolo irredutível sem qualquer foco neurológico.

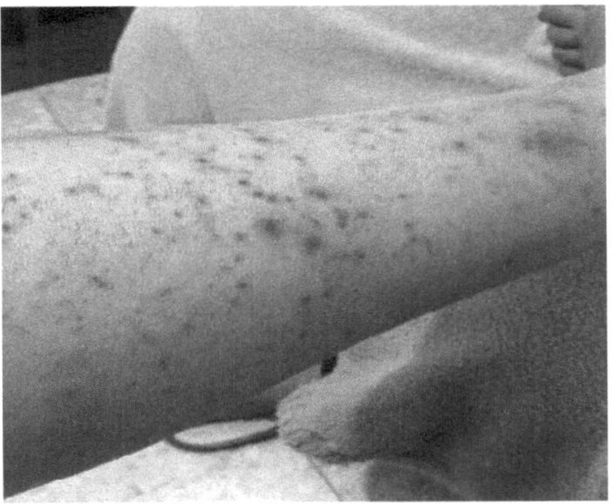

Figura 10Figura 1: Púrpura petequimótica não eqüimótica infiltrada e edema dos pés

Exames paraclínicos revelados :

• hemoglobina:10,4 g/dl, plaquetas: 588 g/l, leucócitos:11600/mm3, CRP 186 mg/l, SV 91 mm 1h, fibrinogênio 6,7 g/l;

• creatina cinase (CPK): 429 U/l - normalizada em 72 horas ;

• hiponatremia: 132 mmol/L sem hipoalbuminemia; função renal normal, avaliação hepática;

• hiper-IgGG: 12 g/l, IgA: 2,51 g/l e IgM: 1,39 g/l;

• efusão articular do quadril direito e joelho esquerdo na ultra-sonografia;

• Ultra-som abdominal e cardíaco normal.

A abordagem diagnóstica foi a seguinte

Etiologias infecciosas excluídas: hepatite B, C e A, CMV, EBV, HHV e HIV tuberculose, yersiniosis, salmonelose, toxoplasmose.

Vasculite necrosante excluída: ausência de anticorpos neutrofílicos citoplasmáticos (NCA); ausência de envolvimento específico de pequenos vasos, exceto para infiltrado polinuclear perivascular discreto sem necrose fibrinoide ou deposição de IgA em duas biópsias de pele

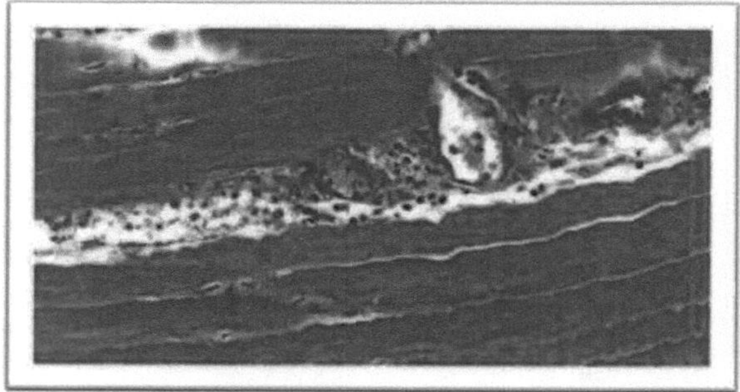

Figura 11Biópsia do músculo. Alguns infiltrados neutrófilos e monócitos raros que se estendem focalmente sobre o endomísio. Não há lesão de vasculite.

Apresentação atípica para conjuntivite, apesar de 1/320 anticorpos antinucleares específicos.Sem imunodeficiência ou activação de macrófagos.Por eliminação, síndrome de mialgia febril prolongada (PFMS) indicativa da FMF. Esta hipótese foi confirmada pela presença de uma mutação homozigotos M694V no gene MEFV.A suspeita de PFMS levou-nos a iniciar o tratamento com Colchicina (1 mg/d). Como o quadro clínico grave persistiu, foi iniciada a terapia com Prednisolona (1 mg/kg/d), permitindo uma melhora em 48 horas, diminuindo em 8 semanas, sem novas complicações.

Discussão
Descrevemos uma SMFP inaugural da FMF.As mialgias são observadas em 25% dos pacientes com FMF: espontâneas, induzidas pelo estresse, relacionadas à colchicina, relacionadas à PFMS (10%). A PFMS é uma vasculite leucocitocítica de pequeno vaso +/- com IgA/C3. O diagnóstico de PFMS é feito na presença de poliartralgias, polimialgias bilaterais intensas com impotência funcional total > 5 dias, associadas a febre persistente, erupções cutâneas (purpúricas, vesiculares, urinárias), dor abdominal e uma marcada síndrome inflamatória com CPK normal. O tratamento do PFMS é baseado na Prednisona, que é rapidamente eficaz. O quadro mais semelhante ao PFMS é o da PAN, vasculite necrosante sistêmica dos vasos médios e/ou pequenos. Mais especificamente, a PAN apresenta com livedo reticular, nódulos subcutâneos tenros, por vezes, multineurite sensório-motora distal e envolvimento renal. Anormalidades estruturais podem ser documentadas em imagens vasculares. A mortalidade é estimada em cerca de 4% (complicações digestivas) com 35% de recidivas em tratamento. Existe uma associação notável entre mutações patogénicas no gene MEFV e doenças inflamatórias: vasculite (IgA, PAN, Behçet), espondiloartrite, doença inflamatória crónica intestinal em particular. Este trabalho sugere que certas variantes do gene MEFV podem interferir com o sistema imunológico adaptativo, induzindo ou agravando lesões em certos tecidos.Curiosamente, este paciente não atendeu aos critérios diagnósticos clássicos da FMF; apenas a dor nos membros inferiores ao esforço parecia estar presente antes da PFMS. Isto destaca a limitação dos critérios de classificação no FMF.

12   CASO CLÍNICO 2

Trata-se de um paciente de 43 anos de idade de um casamento não consanguíneo com história de apendicectomia aos 16 anos de idade e um ataque de febre episódica associada a dor abdominal generalizada no auge da febre, artralgias das grandes articulações, especialmente no inverno, e favorecida por refeições copiosas. Ele foi admitido em nossa unidade em 2007 para uma biópsia renal na presença de uma síndrome nefrótica pura de origem secundária. Este quadro está associado à dor inflamatória do quadril e da coxa direita que vem evoluindo há mais de um mês. O exame clínico revelou uma síndrome edematosa generalizada com edemas dos membros inferiores subindo até as coxas com dor aguda na prega inguinal direita e a perna direita não podia ser apoiada, uma grande quantidade de ascite e sopro vesicular bilateral abafado na ausculação da base de ambos os hemi tórax. Existe uma síndrome inflamatória biológica grave com uma PCR de 120 mg/l e uma taxa de sedimentação acelerada de 3 dígitos sem polinucleose neutrofílica, mas estão presentes trombocitose de 550.000/mm3 e anemia de 9g/dl, os exames infecciosos deram negativo, os marcadores tumorais estão sem particularidades,A eletroforese da proteína do sangue mostrou hipo albuminemia a 15g/l, hipo protidemia a 23 g/l, hiper alfa 2 a 10g/l, hipogamaglobulinemia a 4g/l e proteinúria a 12 g/24h, função renal preservada, imunoelectroforese da proteína do sangue e proteinúria de Bens Jones não se notou, fatores antinucleares e anti DNA nativo foram negativos. O teletórax encontrou enchimento das duas bolsas pulmonares sem sinais de cardiomegalia (índice cardiotorácico), uma ecografia abdominal encontrou hepatoesplenomegalia com nefromgalia e adenopatias celio-mesentéricas, um abdômen despreparado encontrou necrose da cabeça femoral direita sem sinais de sacroiliíte. O PBR é a favor da amiloidose glomerular AA com anti negativo: C3, C1q, IgG, IgM, IgA e fibrinogênio. A análise genética revelou uma mutação heterozigótica composta tipo M694I/M694V no gene MEFV. Um tratamento baseado na colchicina foi rapidamente instituído a uma taxa de 1 mg/d rapidamente dobrada no 2º mês sem efeitos colaterais notáveis, um diurético e um inibidor de conversão enzimática tipo lopril a uma taxa de 25 mg/d. A evolução é marcada por uma boa regressão definitiva das crises (febre; dores abdominais...), equilíbrio inflamatório negativo após 6 meses de evolução, a proteinúria regredida estabiliza-se em 800 mg /24h, protidémia e albuminémia correcta após 2 anos de evolução o paciente desenvolveu uma hiper uricemia a 140 mg/d 3 anos mais tarde, estável abaixo de 150 mg de Zyloric. Mas o dano articular evoluiu por conta própria, o paciente piorou o coxear, especialmente ao caminhar, e também afetou o joelho direito com gonalgia. Após 10 anos de evolução e acompanhamento, o paciente beneficiou-se de uma prótese total do quadril direito.

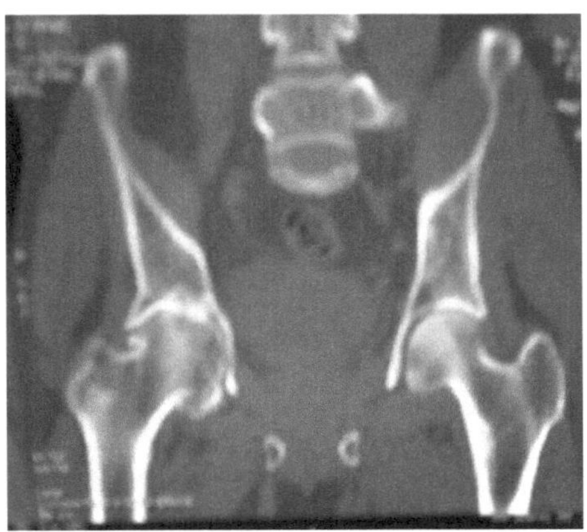

Figura 12: Exame ósseo realizado em 2007, mostrando necrose da cabeça femoral direita

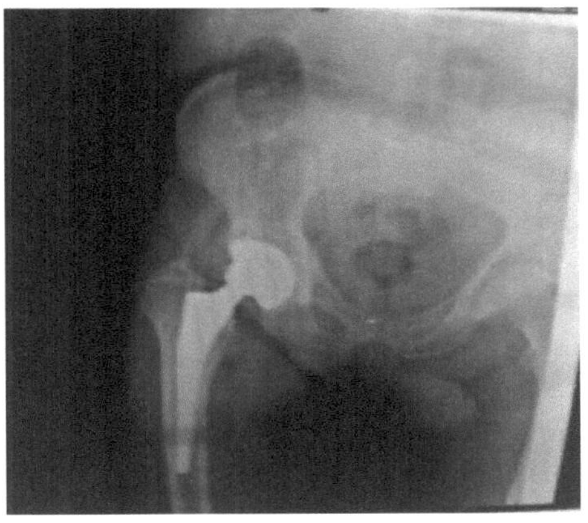

Figura 13: ASP realizada em 22/05/2017 , Total de próteses de quadril em nosso paciente

Atualmente paciente só com colchicina, proteinúria a 500mg/24h e equilíbrio inflamatório negativo com função renal correta.

13 CASO CLÍNICO 3

Paciente de 20 anos de um casamento consanguíneo de $1°$ grau com antecedentes familiares de 1 irmã mais velha falecida tratada para artrite crónica juvenil em pediatria, uma irmã mais nova com a mesma simtomatologia que o propositus

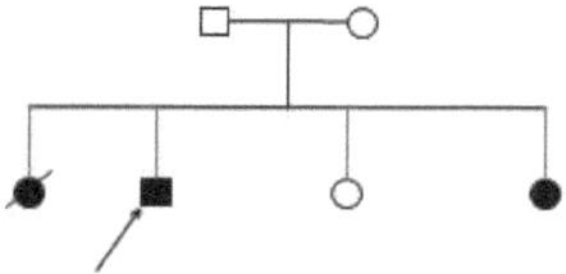

Em sua história passada o paciente foi apendicectomizado aos 10 anos de idade e operado em emergência aos 20 anos de idade para oclusão intestinal aguda, tratado há 05 anos para uma pleurite esquerda rotulada como tuberculosa.

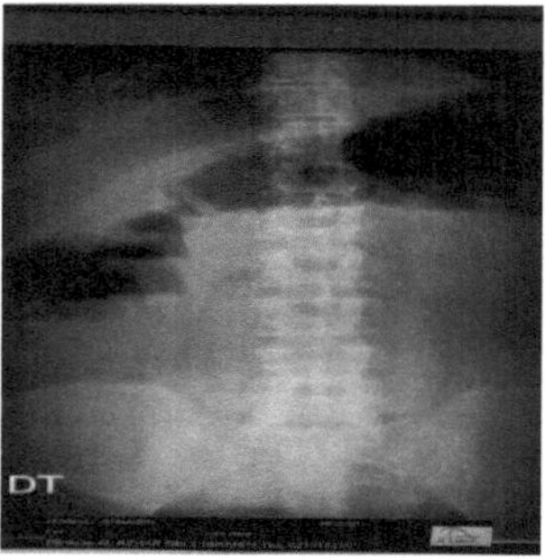

Figura 14: PHI mostrando níveis hidroaeróbicos durante a crise da FMF

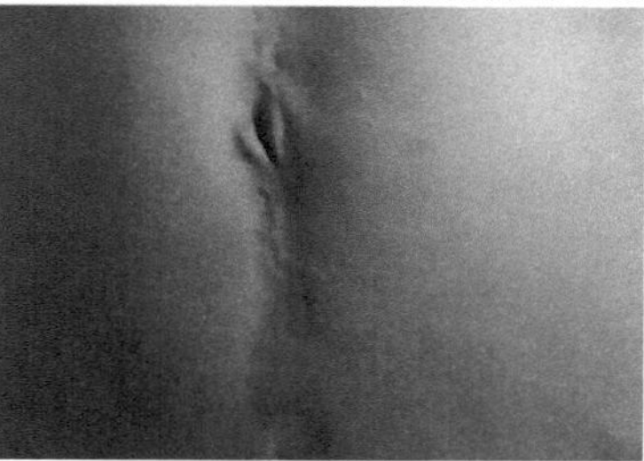

Figura 15: Cicatriz de laparotomia que se encontra na linea alba após suspeita de obstrução intestinal

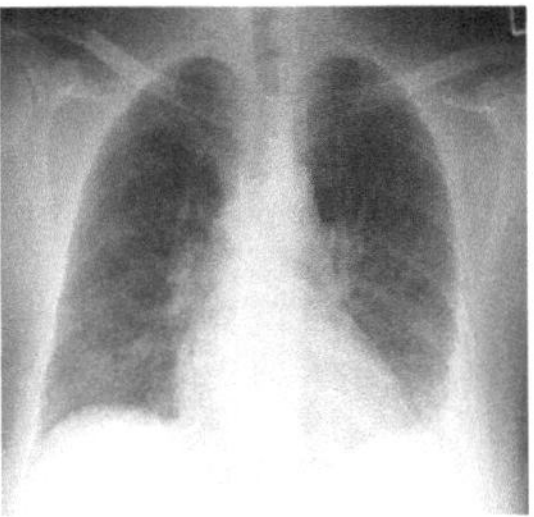

Figura 16: Imagem de um enchimento do costo-diafragma de saco esquerdo em relação a uma efusão pleural

Hospitalizado em dezembro de 2014 por dor abdominal com febre, artralgia das grandes articulações, artrite do joelho esquerdo, vaginalite unilateral direita, erupção urinária no estômago e membros inferiores, assim como a presença de uma afótese oral, o exame clínico revela uma hepatoesplenomegalia, sem outras anormalidades no exame clínico.

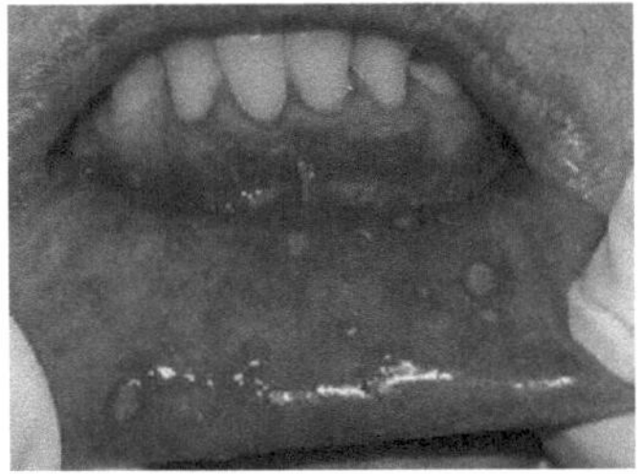

Figura 17: Imagem de uma afótese labial inferior

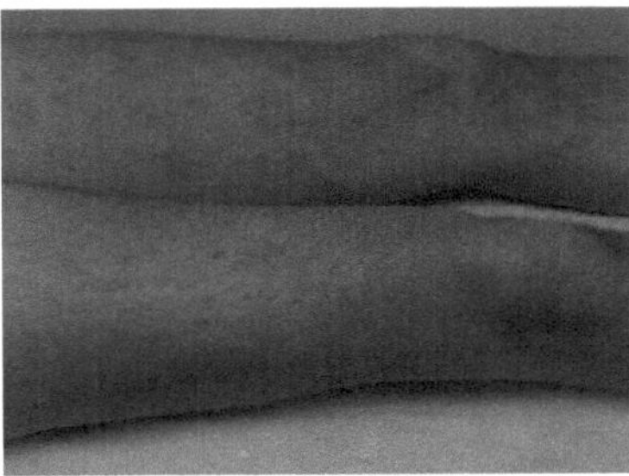

Figura 18: erupção urticaria de ambos os membros inferiores

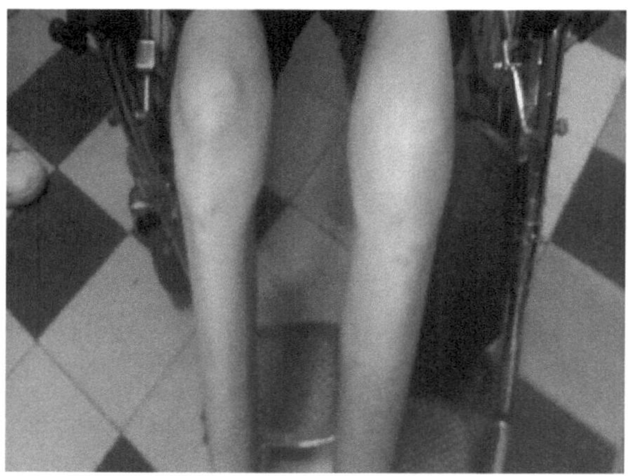

Figura 19: Artrite dolorosa do joelho esquerdo impedindo o paciente de se mover em uma cadeira de rodas

O work-up biológico revelou uma FSN com anemia inflamatória a 9,6g/dl hemoglobina, trombocitose a 550.000/mm3 e hiperleucocitose a 12.000/mm3 , uma VS acelerada a 3+ com um CRP positivo a 100 . O resultado do trabalho infeccioso foi negativo, os marcadores tumorais estavam correctos e uma tomografia computadorizada mostrou hepatoesplenomegalia, nefromegalia e adenopatias celio-mesentéricas.

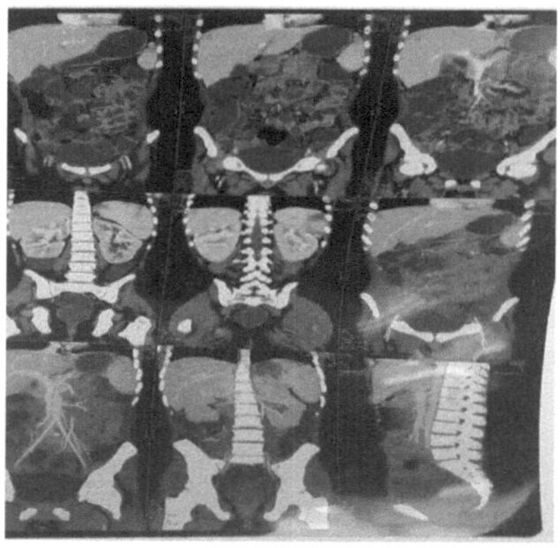

Figura 20: Uma tomografia computadorizada mostra hepatoesplenomegalia, nefromegalia e adenopatia celio-mesentérica.

O diagnóstico de linfoma ou lúpus foi evocado, mas uma biópsia de gânglio com medula óssea elimina o diagnóstico de linfoma, assim como uma sorologia de lúpus (antiDNA e FAN) negativa. Um estudo genético de MEFV voltou a favor de uma heterozigosidade composta: E148Q, V726A, I692 Del. Um tratamento baseado em corticóides injetáveis + analgésicos e colchicina 1mg/d, o paciente evoluiu bem ao nível clínico-biológico e radiológico após 15 dias de tratamento, parando corticóides e analgésicos e mantendo a colchicina para toda a vida com o início da colchicina na irmã mais nova: o paciente não negava sua PCR, era resistente à colchicina, 1 ano depois desenvolveu uma síndrome nefrótica pura profunda para a qual uma biópsia renal foi favorável à amiloidose renal AA, o paciente foi então colocado em corticóides na ausência de uma autorização de comercialização para Anakinra 10 meses depois desenvolveu insuficiência renal crônica em estágio final e acabou em hemodiálise

.

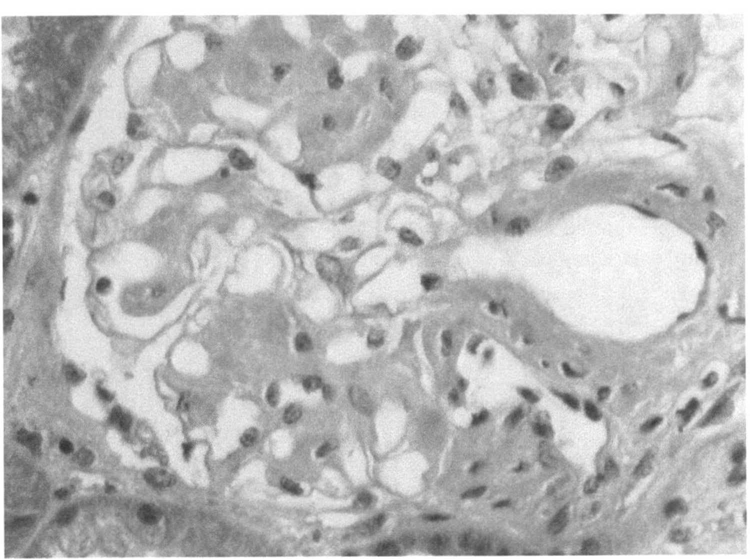

Figura 21: Imagem microscópica leve de biópsia renal com coloração tricrómica de Masson mostrando depósitos amilóides amorfos

14 BIBLIOGRAFIA

[1]   The International FMF Consortium (1997) Ancient missense mutations in a new member of the Ro- Ret gene family are likely to cause familial Mediterranean fever. Cela 90:787-807. [7] Reimann HA. Doença periódica. Medicamentos. 1951;30:3.

[2]   Heberden W. Comentários sobre a história e os cuidados com a doença. Londres (Reino Unido): Wells and Lilly; 1802. p. 151.

[3]   Janeway T, Mosenthal H. Uma síndrome paroxística incomum, provavelmente aliada a vômitos recorrentes, com um estudo do metabolismo do nitrogênio. Trans Assoc Am Médicos 1908; 23: 504-18.

[4]   Alt HL, Barker H. Febre de origem desconhecida. JAMA 1930; 94: 145761.

[5]   Althausen TL, Deamer WC, Kerr WJ. O falso "abdómen agudo". A púrpura de Il Henoch e a alergia abdominal. Ann Surg 1937; 106: 242- 51.

[6]   Peritonite paroxística Siegal S. Benignos. Ann Estagiária Med 1945; 23: 1-21.

[7]   Reimann HA. Doença periódica. Síndrome provável, incluindo febre periódica, peritonite paroxística benigna, neutropenia cíclica e artralgia intermitente. JAMA 1948; 136: 239 44

[8]   Cattan R, Mamou H. 14 casos de doença periódica, 8 dos quais complicados pela nefropatia. Bull Mem Soc Med Hop Paris 1951; 67: 1104.

[9]   Mamou H. Doença periódica amilogénica. Sem Hop Paris 1955; 31: 38891.

[10] Heller H, Sohar E, Sherf L. Familial Mediterranean Fever. Estagiário Arch Med 1958; 102: 50-71.

[11] Belzer, F., Ashby, B., Gulyassy, P., Powell, M.: Successful 17- hour preservation and transplantation of human-cadaver kidney.N. Engl. J. Med., 278, 608 (1968).

[12] Goldfinger SE. Colchicina para a febre mediterrânica familiar [carta] N Engl J Med 1972; 287: 1302.

[13] Zemer D, Revach M, Pras M, Modan B, Schor S, Sohar E, et al. Um ensaio controlado de colchicina na prevenção de ataques de Febre Familiar Mediterrânica. N Engl J Med 1974; 291: 932-4.

[14] Barakat MH, El Khawad AO, Gumaa KA, El Sobki N, Fenech FF. Teste de provocação de metaraminol: um teste diagnóstico específico para a febre mediterrânea familiar. Lancet 1984; i: 656-7.

[15] Zemer, Pras M, Sohar E, Modan B, et al. Colchicina na Prevenção e Tratamento da Amiloidose da Febre Mediterrânica Familiar. N Engl J Med 1986; 314:1001-1005.

[16] Elon Pras,Ivona Aksentijevich, Luis Gruberg, et al. Mapeamento de um gene causador da febre mediterrânea femilial no braço curto do cromossomo 16. N Engl JMed 1992.vol; 326.n; 23.p: 1509- 1513.

[17] O Consórcio francês FMF. Um gene candidato à Febre Familiar

Mediterrânica.Nature Genetics 1997;17: 25-31.

[18] Papin S, Cuenin S, Agostini L, Martinon F, Werner S, Beer HD, et al. O SPRYdomain de Pyrin, mutado em pacientes familiares com febre mediterrânea, interage com componentes inflammáticos e inibe o processamento proIL- 1beta. CellDeath Differ. 2007;14:1457-1466.

[19] Lorenzo Calligaris, Federico Marchetti ,A lberto Tommasini, Alessandro Ventura. A eficácia do anakinra em um adolescente com febre mediterrânea familiar resistente à colchicina. European Journal of Pediatrics. 2008, Vol; 167. pp 695-696.

[20] Samuels J, Aksentijevich I,Torosyan Y,Centola M, Deng et al. Familial Mediterranean fever at the millennium, clinical spectrum, ancient mutations, and a survey of 100 American Referrals to the national institutes of health. Medicina 1998; 77: 268-297.

[21] Kastner DL . Febre mediterrânea familiar: a genética da inflamação. Hosp Prac 1998: 33; 131- 158 61 Ozen S. Que vantagem tiveram os heterozigotos para as mutações MEFV, se é que houve alguma? Clin Exp Rheum 2002: 20[suppl 26]; s69, 61.

[22] Belmahi L , Sefiani A, Fouveau C, Feingold J, Delpech M, Grateau G et al. Prevalência e distribuição das mutações MEFV entre os árabes do Magrebe que sofrem de febre mediterrânea familiar. C R Biol 2006; 329: 7174.

[23] Booth DR, Gillmore JD, Booth SE, et al. Mutações de Pyrin/marenostrin na febre mediterrânica familiar. QJM Mon J Assoc Médicos. 1998;91:603–6.

[24] Bernot A, da Silva C, Petit JL, et al. Mutações não fundadas no gene MEFV estabelecem este gene como a causa da febre mediterrânea familiar (FMF). Hum Mol Genet. 1998;7:1317–25.

[25] Tomiyama N, Higashiuesato Y, Oda T, et al. Análise da mutação MEFV da febre mediterrânea familiar no Japão. Clin Exp Rheumatol. 2008;26:13-7.

[26] Sohar E, Gafni J, Mordehai P, Heller H. Familial Mediterranean Fever.A survey of 470 cases and review of the literature. Am J Med 1967; 43: 227-53.

[27] Latifa Belmahi, Imane Jaouad Cherkaoui, Iman Hama , AbdelazizSefiani. Mutações MEFV em pacientes marroquinos que sofrem de febre mediterrânea familiar. Rheumatology International. 2012. vol. 32,p. 981-984

[28] Ait-Idir D, Khilan A, Djerdjouri B, El-Shanti H. Espectro de mutações e frequência portadora do gene da febre mediterrânea familiar na população argelina. Reumatologia (Oxford). 2011 Dez;50(12):2306-10.

[29] D.Ait-Idir ,B.Djerdjouri ,F.Bouldjennet ,R. Z.Taha,H.El-Shanti,R.Sari-Hamidou G. Khellaf,M.Benmansour , M.Benabadji ,F.Haddoum, O genótipo M694I/M694I: Um factor de risco genético da amiloidose AA num grupo de doentes argelinos com febre mediterrânica familiarEuropean Journal of Medical GeneticsVolume 60, Número 3, Março 2017, Páginas 149-153

[30] Chaabouni HB, Ksantini M, M'rad R, Kharrat M. Mutações MEFV em pacientes tunisianos que sofrem de febre mediterrânea familiar. Semin Arthritis Rheum. 2007 Jun;36(6):397-401.

[31] Habahbeh LA, Hiary MA, Zaben SF, Al-Momani A, Khasawneh R, Mallouh MA, Farahat H. Genetic Profile of Patients with Familial Mediterranean Fever (FMF): Experiência de Centro Único no King Hussein Medical Center (KHMC). Med Arco 2015 Dez; 69(6):417-20.

[32] Jarjour RA. Febre mediterrânica familiar em doentes sírios: correlação fenótipo-genótipo. Mol Biol Rep. 2010 Jan;37(1):1-5.

[33] Rami A. Jarjour1, Rami Abou Jamra; Mutations of Familial Mediterranean Fever in Syrian Patients and Controls: Evidence for High Carrier RateGenrep(2016),

[34] Sabbagh AS, Ghasham M, Abdel Khalek R, Greije L, Shammaa DM, Zaatari GS, Mahfouz RA. Espectro de mutações do gene MEFV entre os pacientes libaneses encaminhados para a Febre Mediterrânica Familiar: experiência de um importante centro de cuidados terciários. Mol Biol Rep. 2008Sep;35(3):447-51

[35] el-Garf A, Salah S, Iskander I, Salah H, Amin SN. Mutações MEFV em pacientes egípcios que sofrem de febre mediterrânea familiar: análise de 12 mutações genéticas. Rheumatol Int. 2010 Ago;30(10):1293-8.

[36] El Gezery DA, Abou-Zeid AA, Hashad DI, El-Sayegh HK. Mutações do gene MEFV em pacientes egípcios com febre mediterrânea familiar. Genet Test Mol Biomarkers. 2010. Abr;14(2):263-8.

[37] Ibrahim GH, Khalil FA, Mostafa F, Fawzy MS, Said M, Omar AE, El-Abaseri TB. Análise de mutações comuns de MEFV em pacientes egípcios com febre mediterrânea familiar: caracterização molecular da doença. Br J Biomed Sci. 2010;67(4):202-7.

[38] Sharkia R, Mahajnah M, Zalan A, Athamna M, Azem A, Badarneh K, Faris F. Triagem comparativa das mutações da FMF em várias comunidades. Eur J Med Genet. 2013 Jul;56(7):351-5.

[39] Micaela La Regina, Gabriella Nucera, Marialuisa Diaco et al. A febre mediterrânea familiar já não é uma doença rara em Itália. European Journal of Human Genetics (2003) 11, 50-56.

[40] A HAS (Haute Autorité de Santé). PNDS (protocolo nacional de diagnóstico e cuidados) Febre da família mediterrânica 2013,enlignhttp://www.hassante.fr /portal/upload/docs/application/pdf/2013-02/

[41] Isabelle Touitou. O espectro das mutações da Febre Mediterrânica Familiar (FMF). European Journal of Human Genetics (2001) 9, 473 - 483.

[42] Giaglis S, Papadopoulos V, Kambas K et al. Alterações do MEFV e análise genética populacional em uma grande coorte de pacientes gregos com febre mediterrânea familiar. Clin Genet. 2007 maio;71(5):458-67.

[43] Neocleous V, Costi C, Kyriakou C et al. Febre mediterrânica familiar associada a mutações MEFV numa grande coorte de doentes cipriotas. Ann Hum Genet.2015 Jan. 79(1):20-7.

[44] Pagava K, Rauscher B, Korinteli IA et al. Familial Mediterranean fever in Georgia. Georgian Med News. 2014 Maio.(230):79-82.

[45] Debeljak M, Toplak N, Abazi N et al. A taxa portadora e o espectro das mutações do gene MEFV nas populações do centro e sudeste da Europa. Clin Exp Rheumatol. 2015 Nov-Dez;33(6 Suppl 94):S19-23.

[46] Dai Kishida, Akinori Nakamura, Masahide Yazaki et al. Genotypephenotype correlation in Japanese patients with family Mediterraneanfever: differences in genotype and clinical features between Japanese and Mediterranean populations. Arthritis Res Ther. 2014; 16(5): 439.

[47] Lim AL, Jang HJ, Han JW et al. Familial Mediterranean fever: o primeiro caso de adulto na Coreia. J Korean Med Sci. 2012 Nov;27(11):1424-7.Sarkisian T, Ajrapetian H, Beglarian A, Shahsuvarian G, Egiazarian A. Familial Mediterranean Fever in Armenian population. Georgian Med News 2008: 105-11.

[48] Cécile Cazeneuve, Tamara Sarkisian, Christophe Pêcheux et al. MEFVGene Analysis in Armenian Patients with Familial Mediterranean Fever: Diagnostic Value and Unfavorable Renal Prognosis of the M694V Homozygous Genotype-Genetic and Therapeutic Implications. Am. J. Hum. Genet.1999. 65:88–97.

[49] Samuels J, Aksentijevich I, Torosyan Y, Centola M, Deng Z, Sood R, et al. Familial Mediterranean fever at the millennium. Espectro clínico, mutações antigas e um levantamento de 100 referências americanas para os Institutos Nacionais de Saúde. Medicina (Baltimore) 1998; 77: 268-97

[50] Gershoni-Baruch R, Shinawi M, Leah K, Badarnah K, Brik R. Febre mediterrânica familiar: prevalência, penetração e deriva genética. Eur J Hum Genet. 2001 Ago;9(8):634-7.

[51] Yuval Y, Hemo-Zisser M, Sohar E, Pras M. Herança dominante em duas famílias com febre mediterrânea familiar (FMF). Am J Med Genet 1995. 57: 455-7.

[52] Ivona Aksentijevich, Yelizaveta Torosyan, Jonathan Samuels et al. Estudos de Mutação e Haplótipo da Febre Familiar Mediterrânica Revelam Novas Relações Ancestrais e Evidências para uma Alta Frequência de Portadores com Penetrantes Reduzidos na População Judaica Ashkenazi. Am. J. Hum.1999. Genet. 64:949-962.

[53] Ozturk A, Elbosky E, Elsayed SM, Alhodhod M, Akar N. Análise mutante do gene MEFV em pacientes egípcios com febre mediterrânea familiar. Turk J Med Sci. 2009; 39; 229-34.

[54] Karadag O, Tufan A, Yazisiz V et al. Os fatores considerados como desencadeadores dos ataques em pacientes com febre mediterrânea familiar. Rheumatol Int. 2013 Abr;33(4):893-7.

[55] I.Koné paut. Febre mediterrânica familiar "Doença Periódica". mt pediatria, vol. 11, n° 3, Maio-Junho de 2008.

[56] Sarn t, Birlik M, Kasifoglu T. Familial Mediterranean fever: an update review. Europen Journal of Rheumatology. 2014;1(1):21-33.

[57] Mor A, Gal R, Livneh A. Associações abdominais e do aparelho digestivo da febre mediterrânea familiar. Am J Gastroenterol 2003; 98: 2594- 604.

[58] Lidar M, Kedem R, Mor A, Levartovsky D, Langevitz P, Livneh A. Arthritis como a única manifestação episódica da febre mediterrânea familiar. J Rheumatol 2005; 32: 859-62.

[59] Ince E, Cakar N, Tekin M, Kendirli T, Ozkaya N, Akar N, et al. Artrite em crianças com febre mediterrânea familiar. Rheumatol Int 2002; 21: 213-7.

[60] Uthman I. A artrite da febre mediterrânea familiar. J Rheumatol 2005; 32: 2278.

[61] Langevitz P, Livneh A, Zemer D, Shemer J, Pras M. Espondiloartropatia seronegativa na febre mediterrânea familiar. Semin Arthritis Rheum 1997; 27: 67-72.

[62] Livneh A, Langevitz P. Diagnóstico e preocupações com o tratamento da febre mediterrânica familiar. Baillieres Best Pract Res Clin Rheumatol 2000; 14: 477-98.

[63] Alayli G, Durmus D, Ozkaya O, Sen HE, Genc G, Kuru O. Frequência da síndrome da fibromialgia juvenil em crianças com febre mediterrânica familiar: efeitos sobre a depressão e a qualidade de vida. Clin Exp Rheumatol 2011; 29: S127-32.

[64] Livneh A, Langevitz P, Zemer D, Padeh S, Migdal A, Sohar E, et al. A face mutável da febre mediterrânea familiar. Semin Arthritis Rheum 1996; 26: 612-27.

[65] Sayarlioglu M, Sayarlioglu H, Ozen S, Erkoc R, Gul A. A colchicina induziu miopatia num adolescente com febre mediterrânea familiar. Ann Pharmacother 2003; 37: 1821-4.

[66] Kotevoglu N, Sahin F, Ozkiris SO, Bankaoglu M, Sakiz D, Kuran B. Prolongada mialgia febril da febre mediterrânea familiar. Clin Exp Rheumatol 2004; 22: S69-7

[67] Sidi G, Shinar Y, Livneh A, Langevitz P, Pras M, Pras E. Prolongada mialgia febril da febre mediterrânea familiar. Análise de mutações e correlações clínicas. Escândalo J Rheumatol 2000; 29: 174- 6.

[68] Soylu A, Kasap B, Turkmen M, Saylam GS, Kavukcu S. Síndrome de mialgia febril na febre mediterrânea familiar. J Clin Rheumatol 2006; 12: 93-6.

[69] Duru NS, Civilibal M, Karakoyun M, Payasli M, Elevli M. Prolongada mialgia febril duas crianças com febre mediterrânea familiar. Pediatr Int 2010; 52:137-40.

[70] Meilinger A, Burger M, Peter HH. Formas heterozigotas de febre mediterrânea familiar manifestadas em adultos como síndrome de dor miofacial. Z Rheumatol. 2015 Ago;74(6):533-9.

[71] Lega JC, Khouatra C, Cottin V, Cordier JF. Pleurite recorrente isolada, revelando febre mediterrânea familiar na idade adulta. Respiração. 2010; 79(6): 508–10.

[72] Sánchez Ferrer F, Martinez Villar M, Fernández Bernal A. Tamponamento cardíaco como primeira manifestação da febre mediterrânea com forma autossômica dominante. Um Pediatra (Barc). 2015 Jan;82(1):e82-5.

[73] Kees S, Langevitz P, Zemer D, Padeh S, Pras M, Livneh A. Ataques de

pericardite como manifestação da febre mediterrânea familiar (FMF). QJM 1997; 90: 643-7.

[74] Kavukcu S, Türkmen M, Soylu A, Kasap B, Tatli GüneB. Envolvimento cutâneo e muscular como apresentando sintomas em quatro crianças com febre mediterrânea familiar. Clin Rheumatol.2009;28:857-60.

[75] Barzilai A, Langevitz P, Goldberg I et al. Erysipelas-like erythema of family Mediterranean fever: clinicopathologic correlation. J Am Acad Dermatol. 2000 May;42(5 Pt 1):791-5.

[76] Vilaseca J, Tor J, Guardia J, Bacardi R. Meningite periódica e febre mediterrânea familiar. Arch Intern Med. 1982 Fev; 142(2):378-9.

[77] Karachaliou I, Karachalios G, Charalabopoulos A. Meningite associada à febre mediterrânea familiar. Int J Clin Pract Suppl. 2005 Abr;(147):60-1.

[78] Capron J, Grateau G, Steichen O. A meningite asséptica recorrente é uma manifestação da febre mediterrânea familiar? Uma revisão sistemática. Clin Exp Rheumatol. 2013 Maio-Junho;31(3 Suppl 77):127-32. Epub 2013 Set 9.

[79] Feld O, Yahalom G, Livneh A. Neurologic e outras manifestações sistêmicas na FMF: publicado e experiência própria. Best Pract Res Clin Rheumatol. 2012;26:119-33.

[80] Luger S, Harter PN, Mittelbronn M et al. Infarto do tronco cerebral associado a febre mediterrânea familiar e vasculite do sistema nervoso central. Clin Exp Rheumatol. 2013 Maio- Junho;31(3 Suppl 77):93-5.

[81] Akalin T, Demirag MD, Tezcan ME, Ozturk MA. Esclerite e perda auditiva súbita associada à febre mediterrânea familiar. Clin Exp Rheumatol 2010; 28: S103-4.

[82] Yazici A, Ozdal P, Yuksekkaya P, Elgin U. Manifestações oftalmológicas na febre mediterrânea familiar: uma série de casos de 6 pacientes. Eur J Ophthalmol. 2014 Jul-Aug;24(4):593-8.

[83] Satoh S, Itoh C, Nakamura N. Um caso de angite de ramo fosco com oclusão da veia retiniana como complicação da febre mediterrânica familiar. Nihon Ganka Gakkai Zasshi. 2010; 114; 621-8.

[84] Lazar M, Rothkoff L. Colchicina e alterações da superfície ocular na febre mediterrânea familiar. Acta ohtalmol. 2010; 88; e5.

[85] Akpolat T, Akpolat I, Karagoz F, Yilmaz E, Kandemir B, Ozen S. Febre mediterrânica familiar e glomerulonefrite e revisão da literatura. Rheumatol Int 2004; 24: 43-5.

[86] Kukuy O, Livneh A, Ben-David A. Febre mediterrânica familiar (FMF) com proteinúria: características clínicas, histologia, preditores e prognóstico numa coorte de 25 pacientes. J Rheumatol. 201Dec;40(12):2083-7.

[87] Ardalan M, Nasri H. Proteinúria maciça e quadro de glomerulonefrite aguda num paciente com febre mediterrânea familiar e mutação E148Q. Iran J Kidney Dis. 2014 Nov;8(6):486-8.

[88] Majeed HA, Ghandour K, Shahin HM. O escroto agudo em crianças árabes com febre mediterrânea familiar. Pediatr Surg Int. 2000; 16(1-2):72-4.

[89] Cengiz MI, Bagci H, S. Cengiz S. Doença periodontal em pacientes com febre mediterrânica familiar: da inflamação à amiloidose. Journal of Periodontal Research.vol: 44, Edição 3, páginas 354- 361, Junho de 2009.

[90] Cengiz Mt, Yayla N, Cengiz K et al. Interação entre doença periodontal e amiloidose secundária sistêmica: da inflamação à amiloidose. J Periodontol. 2011 Abr;82(4):566-74.

[91] Bostanci V, Toker H, Senel S. et al. Avaliação dos níveis de IL-1B, IL-1ra e IL-10 e resultado da terapia periodontal na periodontite crónica com febre mediterrânea femoral. Clin Oral Investig. 2016 Abr 11.

[92] Aslan M, Demir G, Esen R. Uma causa rara de ascite maciça: a febre mediterrânea familiar. Turk J Gastroenterol. 2012 Jun;23(3):290-3.

[93] Rimar D, Rosner I, Rozenbaum M, Zuckerman E. Familial Mediterranean fever: uma associação com doença hepática gordurosa não alcoólica. Clin Rheumatol 2011; 30: 987-91.

[94] Tweezer-Zaks N, Doron-Libner A, Weiss P, BenHorin S, Barshack I, Lidar M, et al. Febre mediterrânica familiar e cirrose criptogénica. Medicina (Baltimore) 2007; 86: 355-62.

[95] Aharoni D, Hiller N, Hadas-Halpern I. Febre mediterrânea familiar: achados de imagem abdominal em 139 pacientes e revisão da literatura. Abdom Imaging 2000; 25: 297-300.

[96] Makay B, Emiroglu N, Unsal E. Depressão e ansiedade em crianças e adolescentes com febre mediterrânea familiar. Clin Rheumatol. 2010;29:375-9.

[97] Deger SM, Ozturk MA, Demirag MD, Aslan S, Goker B, Haznedaroglu S, Onat AM. Qualidade de vida relacionada com a saúde e suas associações com o estado de humor em pacientes familiares com febre mediterrânea. Rheumatol Int. 2011;31:6238.

[98] A. Livneh, P. Langevitz, D. Zemer, N. Zaks, S. Kees, T. Lidar, et al, "Criteria for the diagnosis of family Mediterranean fever", Arthritis Rheum, vol. 40, pp. 1879-85, 1997.

[99] F. Yalcinkaya, S. Ozen, Z. B. Ozcakar, N. Aktay, N. Cakar, A. Duzova, et al, "Um novo conjunto de critérios para o diagnóstico da febre mediterrânica familiar na infância", Rheumatology, vol. 48, pp. 395-8, 2009.

[100] E. Demirkaya, C. Saglam, T. Turker, I. Kone-Paut, P. Woo, M. Doglio, et al, "Performance of Different Diagnostic Criteria for Familial Mediterranean Fever in Children with Periodic Fevers: Results from a Multicenter International Registry", J Rheumatol, vol. 43, pp. 154-60, 2016.

[101] C. Korkmaz, H. Ozdogan, O. Kasapcopur, e H. Yazici, "Acute phase response in familial Mediterranean fever", Ann Rheum Dis, vol. 61, pp. 79-81, 2002.

[102] D. Aslan, "Leukopenia in familial Mediterranean fever: case series and literature review with special emphasis on pathogenesis", Pediatr Hematol Oncol, vol. 31, pp. 120-8, 2014.

[103]   H. J. Lachmann, B. Sengul, T. U. Yavuzsen, D. R. Booth, S. E. Booth, A. Bybee, et al, "Clinical and subclinical inflammation in patients with family Mediterranean fever and in heterozygous carriers of MEFV mutations", Rheumatology, vol. 45, pp. 746-50, 2006

[104]   E. Guler, E. Kaptanoglu, O. Sahin, F. Candan, E. Hayta, e H. Elden, "Autoanticorpos não estão associados à febre mediterrânea familiar", Porto Acta Reumatol, vol. 37, pp. 144-8, 2012.

[105]   S. Karatay, K. Yildirim, A. Uyanik, H. Uzkeser, A. Kiziltunc, M. Ugur, et al, "Aumento das concentrações séricas de homocisteína e lipoproteína (a) na febre mediterrânea familiar", Ann Clin Lab Sci, vol. 40, pp. 10-4, 2010.

[106]   H. Onur, H. Aral, V. Arica, G. A. Bercem e O. Kasapcopur, "Níveis de vitamina D em crianças com febre mediterrânea familiar", Pediatr Rheumatol Online J, vol. 27, pp. 016-0089, 2016.

[107]   Turesson C, Jacobsson LT, Matteson EL. Co-morbidade cardiovascular em doenças reumáticas. Vasc Health Risk Manag 2008; 4: 605-14.

[108]   Sari I, Yuksel A, Kozaci D, Selcuk S, Gokce G, Yildiz Y, et al. O efeito do tratamento regular com colchicina nos biomarcadores relacionados com lesões vasculares em pacientes recém-diagnosticados com febre mediterrânea familiar. Inflamação 2012; 35: 1191-7.

[109]   Akdogan A, Calguneri M, Yavuz B, Arslan EB, Kalyoncu U, Sahiner L, et al. Os doentes com febre mediterrânea familiar (FMF) estão em risco acrescido de aterosclerose? A função endotelial deficiente e o aumento da espessura do meio íntimo são encontrados na FMF. J Am Coll Cardiol 2006; 48:2351-3.

[110]   Langevitz P, Livneh A, Neumann L, Buskila D, Shemer J, Amolsky D, et al. Prevalência de doença cardíaca isquêmica em pacientes com febre mediterrânea familiar. Isr Med Assoc J 2001; 3: 9-12.

[111]   Haimov-Kochman R, Prus D, Ben-Chetrit E. Azoospermia devido a amiloidose testicular num paciente com febre mediterrânea familiar. Hum Reprod. 2001;16:1218-20.

[112]   Ozturk MA, Kanbay M, Kasapoglu B, Onat AM, Guz G, Furst DE,Ben-Chetrit E. Abordagem terapêutica da febre mediterrânea familiar: areview update. Clin Exp Rheumatol.2011;29(4) Suppl 67:S77-86.

[113]   Ehrenfeld M, Brzezinski A, Levy M, Eliakim M. Fertilidade e história obstétrica em pacientes com febre mediterrânea familiar em terapia de colchicina de longa duração. Br J Obstet Gynaecol.1987;94(12):1186-91.

[114]   Primo C, Palaric JC, Jacquemand F, Lucas S, Girard JR. Doenças periódicas e gravidez. J Gynecol Obstet Biol Reprod Paris. 1991;20:554–61.

[115]   Milunsky JM. Amamentação durante a terapia de colchicina para a febre mediterrânea familiar. JPediatr. 1991;119(1 Pt 1):164.

[116]   E. d'Annunzio, N. Chafai, E. Tiret. Febre mediterrânica familiar: estrangulamento/obstrução intestinal aguda devido a aderências primárias. Journal of Visceral Surgery, Volume 148, Edição 3, Junho 2011, Páginas e217-e219.

[117]   Brauman A, Gilboa Y. A atelectasia pulmonar recorrente como manifestação da febre mediterrânea familiar. Arch Intern Med 1987;147:378-9.

[118]   Hershcovici T, Chajek-Shaul T, Hasin T, Aamar S, Hiller N, Prus D,Peleg H. Febre mediterrânica familiar e mesotelioma peritoneal maligno: uma possível associação? Isr Med Assoc J. 2006;8:509-11.

[119]   Oktenli C, Celik S. Alta frequência de variantes herdadas do gene MEFV em pacientes com neoplasias hematológicas: uma susceptibilidade genética? Int J Hematol. 2012;95(4):380-5,86.

[120]   Celik S, Erikci AA, Tunca Y, Sayan O, Terekeci HM, Umur EE, et al. A taxa de mutações do gene MEFV em neoplasias hematolinfóides. Int J Immunogenet. 2010;37(5):387–91.

[121]   AFFMF. Folheto Amiloidose AA - [citado 3 de Julho de 2020]. Disponível em http://www.affmf.com

[122]   O Consórcio francês FMF. Um gene candidato à Febre Familiar Mediterrânica.Nature Genetics 1997;17: 25-31.

[123]   Centola M, Wood G, Frucht DM, et al. O gene da febre mediterrânea familiar, MEFV, é expresso no desenvolvimento precoce de leucócitos e é regulado em resposta a mediadores inflamatórios. Sangue 2000; 95: 3223-31.

[124]   Notarnicola C, Didelot MN, Kone-Paut I, Seguret F, Demaille J, Touitou I. Redução da expressão do RNA mensageiro MEFV em pacientes com febre mediterrânea familiar. Arthritis Rheum 2002; 46: 2785-2793.

[125]   Papin S, Duquesnoy P, Cazeneuve C, et al. A emenda alternativa no locus MEFV envolvido na febre mediterrânea familiar regula a translocação da marenostrina/pirina para o núcleo. Hum Mol Genet 2000; 9: 3001-9.

[126]   Diaz A, Hu C, Kastner DL, Schaner P, Reginato AM, Richards N et al. Expressão induzida por lipopolissacarídeos de múltiplas transcrições alternadamente emendadas de MEFV em fibroblastos sinoviais humanos: uma isoforma proeminente de emenda carece do domínio terminal C que é altamente mutante na febre mediterrânea familiar.Artrite Rheum 2004; 50: 3679-3689

[127]   Grandemange S, Soler S, Touitou I. A expressão do gene da febre mediterrânea familiar é regulada por uma decadência mediada pelo absurdo. Hum Mol Genet 2009;18: 4746-4755

[128]   Grandemange, I Aksentijevich, I Jeru, et al. A regulação da expressão MEFV e o seu papel na saúde e na febre mediterrânea familiar. Genes e Imunidade (2011) 12, 497-503.

[129]   Tomiyama N, Higashiuesato Y, Oda T, et al. Análise da mutação MEFV da febre mediterrânea familiar no Japão. Clin Exp Rheumatol. 2008;26:13-7.

[130]   The International FMF Consortium (1997) Ancient missense mutations in a new member of the Ro- Ret gene family are likely to cause familial Mediterranean fever. Cela 90:787-807.

[131]   Cantarini L, Rigante D, Brizi MG, Lucherini OM, Sebastiani GD, Vitale A, et al. Pontos de referência clínicos e bioquímicos em doenças autoinflamatórias sistêmicas. Ann Med 2012; 44: 664-73.

[132]   Özen S, Batu ED, Demir S. Familial Mediterranean Fever: Recentes

Desenvolvimentos na Patogénese e Novas Recomendações para a Gestão. Immunol frontal. 2017 Mar 23;8:253

[133] O Consórcio francês FMF. Um gene candidato à Febre Familiar Mediterrânica.Nature Genetics 1997;17: 25-31.

[134] Bernot A, da Silva C, Petit JL et al. Mutações não fundadas no gene MEFV estabelecem este gene como a causa da febre mediterrânea familiar (FMF). Hum Mol Genet.1998 Ago;7(8):1317-25.

[135] http://www.hgmd.cf.ac.uk/ac/index.php.

[136] http://www.ncbi.nlm.nih.gov/clinvar/.

[137] Milhavet F, Cuisset L, Hoffman HM et al. Os infevers autoinflamatórios de mutação online: atualização com novos genes e funções. Hum Mutat. 2008 Jun;29(6):803-8. doi:10.1002/humu.20720.

[138] Magal N, Lotan R, Allon Shalev S, Khanaysi N, Shohat M: Um novo ponto quente no gene que causa a febre mediterrânea familiar. Resumo da 48ª Reunião Anual da American Society ofHuman Genetics. 28 ± 31 de outubro de 1998 Denver, EUA. Am J Hum Genet 1998; 63(4 Suppl):A2155.

[139] Méry JP, Dodé C, Grateau G. Febres hereditárias recorrentes na era da biologia molecular. Médecine/Sciences 2001; 17: 1008-16.

[140] Booty MG, Chae JJ, Masters SL, Remmers EF, Barham B, Le JM, et al. Febre mediterrânica familiar com uma única mutação MEFV: onde está o segundo golpe? Arthritis Rheum 2009; 60: 1851-61.

[141] Ozen S. Mudança de conceitos na febre mediterrânea familiar: é possível ter uma doença autossômica recessiva com apenas uma mutação? Arthritis Rheum 2009; 60: 1575-7.

[142] Marek-Yagel D, Berkun Y, Padeh S, et al. Doença clínica entre pacientes heterozigotos para a febre mediterrânea familiar. Arthritis Rheum. 2009;60:1862-1866.

[143] Isabelle Jéru, Véronique Hentgen, Emmanuelle Cochet et al. The Risk of Familial Mediterranean Fever in MEFV Heterozygotes: A StatisticalApproach.PLoS One. 2013; 8(7): e68431.

[144] Ben-Chetrit E, Touitou I. Febre Mediterrânica Familiar no mundo. Arthritis Rheum. 2009 Oct 15; 61(10):1447-53

[145] Michio Yasunami, Hitomi Nakamura , Kazunaga Agematsu et al. Identificação de Doenças - Promovendo Modificadores HLA Classe I e de Classe II de Proteção em Pacientes Japoneses com Febre Familiar Mediterrânea. Publicado online. 2015 Maio 14. doi: 10.1371/journal.pone.0125938

[146] M. Melikoglu, H. Ozdogan, C. Korkmaz, O. Kasapcopur, N. Arisoy, S. Akkus, et al, "A survey of phenotype II in family Mediterranean fever", Ann Rheum Dis, vol. 59, pp. 910-3, 2000

[147] N. A. Mukhin, L. V. Kozlovskaya, M. V. Bogdanova, V. V. Rameev, S. V. Moiseev, e A. Simonyan, "Predictors of AA amyloidosis in familial Mediterranean fever", Rheumatol Int, vol. 35, pp. 1257-61, 2015.

[148] I. Touitou, T. Sarkisian, M. Medlej-Hashim, M. Tunca, A. Livneh, D.

Cattan, et al, "Country as the primary risk factor for renal amyloidosis in familiar Mediterranean fever", Arthritis Rheum, vol. 56, pp. 1706-12, 2007

[149] e. a. Ong FS, "The M694V mutation in Armenian- American: a 10-year retrospective study of MEFV mutation testing for family Mediterranean fever at UCLA," Clin Genet, vol. 84, p. 599, 2013.

[150] O. Soylemezoglu, M. Arga, K. Fidan, S. Gonen, H. C. Emeksiz, E. Hasanoglu, et al, "Unresponsiveness to colchicine therapy in patients with family Mediterranean fever homozygous for the M694V mutation", J Rheumatol, vol. 37, pp. 182-9, 2010.

[151] G. Giancane, N. M. Ter Haar, N. Wulffraat, S. J. Vastert, K. Barron, V. Hentgen, et al, "Evidence-based recommendations for genetic diagnosis of family Mediterranean fever", Ann Rheum Dis, vol. 74, pp. 635-41, 2015.

[152] R. Gershoni-Baruch, R. Brik, N. Zacks, M. Shinawi, M. Lidar, e A. Livneh, "The contribution of genotypes at the MEFV and SAA1 loci to amyloidosis and disease severity in patients with family Mediterranean fever", Arthritis Rheum, vol. 48, pp. 1149-55, 2003.

[153] M. Pras, "[Amiloidose e febre mediterrânica familiar]", C R Seances Soc Biol Fil, vol. 180, pp. 10-21, 1986.

[154] W. A. Anwar, M. Khyatti, e K. Hemminki, "Consanguinidade e doenças genéticas no Norte de África e imigrantes na Europa", Eur J Saúde Pública, vol. 1, pp. 57-63, 2014.

[155] S. D. Balow JE, Orsborn A, et al, "Um mapa genético de alta resolução da região candidata à febre mediterrânea familiar permite a identificação da partilha de haplótipos entre grupos étnicos", Genomics, vol. 44, pp. 280-91, 1997.

[156] A. S. Levey, J. Coresh, T. Greene, L. A. Stevens, Y. L. Zhang, S. Hendriksen, et al, "Using standardized serum creatinine values in the modification of diet in renal disease study equation for estimating glomerular filtration rate", Ann Intern Med, vol. 145, pp. 247-54, 2006.

[157] P. N. Ghazi O Tadmouri, Tasneem Obeid, Mahmoud T Al Ali, Najib Al Khaja e Hanan A Hamamy, "Consanguinidade e saúde reprodutiva entre árabes", Reproductive Health, pp. 6-17, 2009.

[158] Clonagem Pras M do gene da febre mediterrânea familiar: o que espera para a compreensão da amiloidose AA. Em: JP Grûnfeld, JF Bach, H Kreis, Actualités néphrologiques, Flammarion Médecine Sciences 1998: 271-9.

[159] HAS. Protocolo nacional de diagnóstico e atendimento / FMF.pdf - [citado 13 julho2016]. Disponível a partir de: http://www.has-sante.fr/portail/upload/docs/application/pdf/2013-02/pnds_-_fievre_ mediterra neenne_familiale.pdf

[160] Colchicine® monograph in Vidal 2016 O dicionário, 2016

[161] HAS. Commission de la transparence / colchicine.pdf - [citado em 24 de agosto de 2016]. Disponível a partir de http://www.has-sante.fr/portail/upload/docs/application/pdf/ct032434.pdf.

[162] ANSM : Agence nationale de sécurité du médicament et des produits de santé / Mise en garde pour les spécialités à base de colchicine / Point

d'information - [cited 2016 Aug 24]. Disponível em
:http://ansm.sante.fr/S-informer/Points-d-information-Points-d-
information/Mise-en-garde-pour-les-specialites-a-base-de-colchicine-Point-
d'information
[163] AFFMF - Association Française de la Fièvre Méditerranéenne Familiale
et des autres Fièvres récurrées héréditaires - [citado em outubro de 2016].
Disponível a partir de: http://www.affmf.com/.
[164] Livneh A, Cabili S, Zemer D, Rabinovitch O, Pras M. Efeito da gravidez
na função renal na amiloidose da febre mediterrânea familiar. J Rheumatol
1993; 20: 1519-23.
[165] Ben-Chetrit E, Levy M. Sistema reprodutor na febre mediterrânea
familiar: uma visão geral. Ann Rheum Dis 2003; 62: 916-9
[166] Shouval R, Livneh A, Ben-Zvi I. INTERLEUKIN 1 INHIBITORS- UM
NOVO HORIZONO NO TRATAMENTO DA FEBRE AMILIAL
MEDITERRÂNICA. Harefuah.2015 Nov;154(11):716-9, 741
[167] STANKOVIC STOJANOVIC K. Viver com a febre mediterrânea
familiar: por que temos ataques e como podemos aliviá-los? Conferência Web,
28 de Novembro de 2015. Disponível em:
http://www.fai2r.org/podcasts/WebConfPatient28Novembre2015.php
[168] Ter Haar N, Lachmann H, Ozen S, Woo P, Uziel Y, Modesto C, et al.
Treatment of autoinflammatory diseases: results from the Eurofever Registry
and a literature review. Ann Rheum Dis 2012; Epub Ahead of Print.
[169] McDermott Michael F. - Pistas genéticas para entender febres periódicas,
e possíveis terapias. Trends in Molecular Medicine, 2002, 8, 550-554.
[170] Seyahi E, Ozdogan H, Celik S, Ugurlu S, Yazici H. Opções de tratamento
em pacientes com febre mediterrânea resistente à colchicina: talidomida e
etanercept como agentes adjuvantes. Clin Exp Rheumatol. 2006;24:S99-103.
[171] Bakkaloglu SA, Aksu T, Goker B, Unlusoy A, Peru H, Fidan K,
Soylemezoglu O, Hasanoglu E, Buyan N. Sulphasalazine tratamento na
prolongada artrite da febre mediterrânica familiar. Eur J Pediatr. 2009;168:1017-
9.
[172] OrphanetUrgences. Boas práticas em   casos   emergências:Familial
MediterraneanFever.2016.
[http://www.orpha.net/data/patho/Emg/Int/fr/FievreMediterraneenneFamiliale_F
R_f r_EMG_ORPHA342.pdf] (visitado em 20-05- 2016).

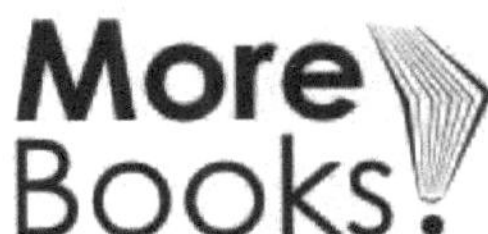

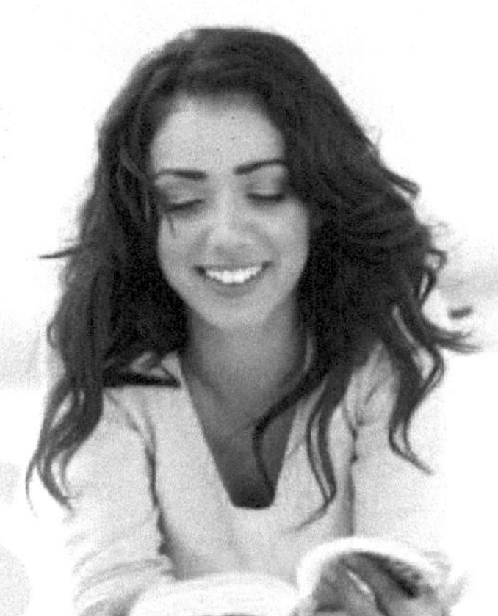

I want morebooks!

Buy your books fast and straightforward online - at one of world's fastest growing online book stores! Environmentally sound due to Print-on-Demand technologies.

Buy your books online at
www.morebooks.shop

Compre os seus livros mais rápido e diretamente na internet, em uma das livrarias on-line com o maior crescimento no mundo! Produção que protege o meio ambiente através das tecnologias de impressão sob demanda.

Compre os seus livros on-line em
www.morebooks.shop

KS OmniScriptum Publishing
Brivibas gatve 197
LV-1039 Riga, Latvia
Telefax: +371 686 204 55

info@omniscriptum.com
www.omniscriptum.com

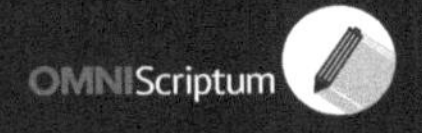

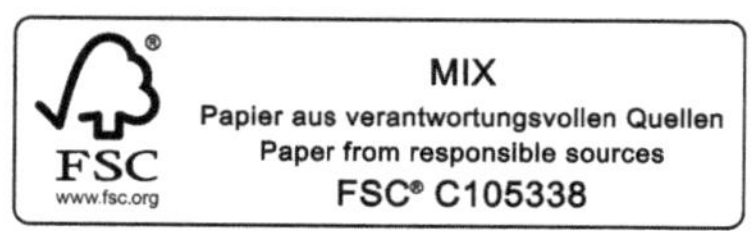

Printed by Books on Demand GmbH, Norderstedt / Germany